天然的最好

健康

沈玲◎編著

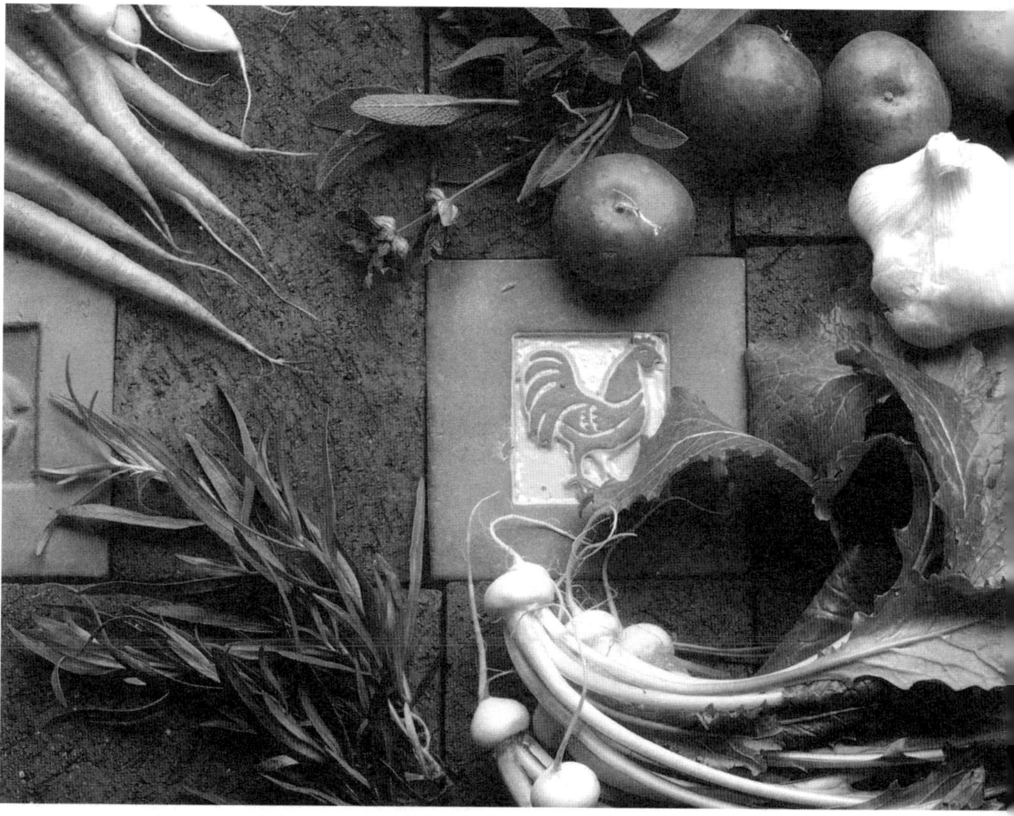

原書名：常吃花果蔬菜，讓你健康多

大自然的健康祕方

有句名言是這麼說的，「你怎麼吃，就造成怎麼樣的你(you are what you eat.)」。

生活在緊張繁忙的社會中，現代人往往在忙碌之餘忽略了均衡的飲食，稍不留意，就引起了身體的不適；而有些人則是應酬多，經常大吃大喝，也同樣造成身體的負擔，在我們的身邊總是不少人因此疾病纏身。

長久以來，因科學技術的發達，使得人們習慣於只要身體一有小毛病，就藉助化學藥物的治療，或求助於醫療設備的幫助；但至二十世紀末，人們才發現，這些科學儀器、藥物並非萬能，它雖有速效，卻也帶來了始料未及的後遺症。

人的身體，就如何前述：你怎麼吃，就造成怎麼樣的你。我們若能吃得健康、均衡，我們的身體自然容易維持良好的狀態。更積極地看，食物不僅供給基本營養所需，而它們不同的特性、營養成分還能達成治病的功效。

因爲食療可以避免化學藥物所帶來的後遺症，所以它是目前最受肯定與推崇的方式，它合乎自然的原則，又具「身體環保」的概念。

西方與東方的學者目前都對「花草」健康療法給予相當地肯定，並鼓勵大家取之於自然，來達到維護健康的目的，它不但沒有負面的影響，且使您身心健康。如：茉莉能提神、烏龍茶可治口臭、甘菊能鎮靜神經等。這些極具功效的「草園大夫」就存在大自然中，等著我們來好好運用。

而在平日飲食中，現代人最缺乏的就是蔬果類；蔬果中所富含的維生素、纖維素及礦物質等，都是維持身體健康十分重要的元素。一個人要只天天均衡地攝食蔬果，身體自然健康，病痛不纏身。如：有感冒前兆，就多吃柳橙；胡蘿蔔汁可解除便祕的痛苦；天然的瓜果蔬菜，就是增強活力的保健聖品。

本書即以「花草、蔬果」爲主題，配合它們所具有的療效，有系統地介紹給讀者。除了介紹花草蔬果的特性外，並著重方便家庭製作的ＤＩＹ做法，是適合每一個人閱讀參考且家庭必備的保健寶典。

從現在起，你不必求助各式補藥、偏方，或花錢去護膚美容，只要懂得「花草蔬果健康ＤＩＹ」的做法，就會由內而外的煥發健康、亮麗的神采。

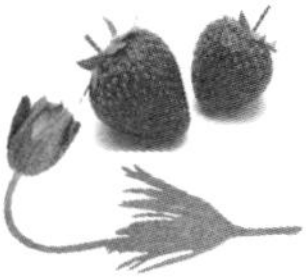

目錄

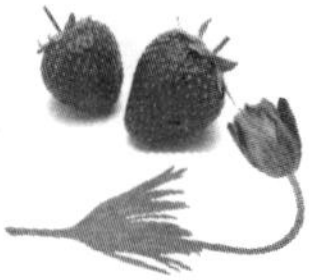

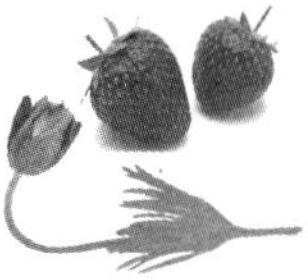

大自然的健康秘方

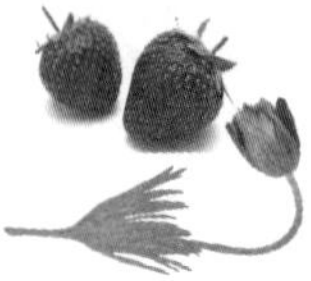

自然、健康的芳香療法

自古以來，東方與西方對花草植物療法都有研究，近年來，世界各地吹起一股「回歸自然」的風潮，使得這具有古老傳統的研究又再度受到重視；學者、專家也大力鼓吹這種自然的保健方法，而這就是現今盛行的「芳香療法」。

芳香療法是依據不同的病症，從適當的芳香植物中提取精油，並使其滲透至病人身上，以此達到治病的目的。所取的精油或提煉的香料按植物種類的不同，所使用的部份也不同；而這些提煉濃縮的香精並不能直接用於生活中，常需透過其他物質如：油、涼水等稀釋後，或以洗浴、或以塗抹，甚至飲用的方式讓身體吸收。

在分項介紹各植物的療效前，先來介紹芳香療法的應用方法有哪些：

一、吸入法：這是最簡單的一種方式，將香精數滴滴在衛生紙或手帕上，放在枕頭上再入睡；或是直接將沾有香精的手帕等物置於鼻前呼吸。吸入法通常是治療頭痛、解除疲勞，及治療呼吸道疾病較有效的方式。

二、沐浴法：需以盆浴的方式進行。先在浴槽內加入溫水，再滴入適量的芳香精，然後將身體泡在其中約十至十五分鐘。浸泡的同時，也可通過呼吸進入體內；可紓解神經及肌肉的緊張，治療循環系統的病症和感冒、水腫等。另一種較簡單的方式即洗手腳法，毋需整個身體浸入水中，只需浸泡手腳同樣約十至十五分鐘；之後，將手腳擦乾，躺在床上休息十分鐘，此時若再塗按摩油進行按摩，效果更佳。洗手腳的方式對治療風濕、皮膚病、關節炎很有效。

三、熱敷法：將一塊軟布置於熱開水中，在開水中滴入香精，待軟布充分浸泡後取出，擰去水分，然後將其放置於不舒服的部位，如放置在感覺神經痛處。爲防止其中的成分蒸發太快，可在軟布上加一薄塑膠紙，再在上面加一塊乾爽的毛巾。

四、按摩法：將芳香油稀釋後，塗擦在身上，以搓揉如按壓的方式使其滲入體內。若芳香劑需再添加媒介物方得使用時，則需採用較優質的如鱷梨油、甜果仁油、杏仁油、葵花油、玉米油等。一般是媒介油五十c.c.其中加香精油十五至三十滴，且毋需加防氧化物。

五、食療法：食療多半不是將植物或香精油直接食入，而是以其他的方式如泡茶或與食物一起烹調食用。像我們日常生活中所熟悉的花茶即是，還有將植物做成食膳的佐料，可與食物同食或引其味入食物中。

茉莉花——提振精神

小文是個工作狂，晚上總是要過了午夜才上床，但白天因要上班又無法補充睡眠，長久下來，她已有一對貓熊眼，做什麼事都提不起勁來。她曾想藉助咖啡來提神，但她的體質不適合喝這種刺激性的飲料，她爲此很苦惱，不知有沒有其他的方法可以提振精神？

健康DIY

其實，要提神並非只有喝咖啡才辦得到，茉莉花茶也具有同樣的效用，而且還能避免咖啡的副作用。據說，聞一聞茉莉花的香味，其提神的效果遠勝過喝咖啡的二至三倍。所以下次小文精神不濟時，奉勸她快點品味一下茉莉花的香味，或者來杯茉莉花茶也不錯喔！若她時常疲勞、睏倦，不妨養成喝茉莉花茶的習慣，且最好是在早餐時飲用，相信對她一定會有很大的幫助。

花草小百科

茉莉花爲常綠灌木，屬木樨科，其花白色芳香，花期是每年六至十一月，變種的品種可分單瓣茉莉及多瓣茉莉。原產印度，現爲我國各地廣爲栽培，性喜溫暖、陽光充足、濕潤的環境。中醫認爲茉莉花性溫、味辛，可治便痢腹痛、結膜炎等；茉莉根則可止痛，有麻醉的功效，還可治頭痛、失眠、跌打疼痛等。但茉莉根有微毒，需小心服用。

伊蘭伊蘭——壯陽補精

我今年四十歲，正值壯年時期，但最近總覺得元氣缺缺，尤其是性能力明顯的減退，這令我很苦惱，去看醫生總覺得難以啓齒，市面販賣的壯陽補藥喝多了又擔心會有副作用，眞不知該如何是好，不知道有啥方法可以讓我重振雄風？

健康DIY

性能力減退，往往是許多中年男人的隱憂，有一陣子傳說吃大蒜可以「重振雄風」，於是許多男人躍躍欲試，但吃了大蒜卻引起口臭問題，使得大好良宵因此掃興；何不試試伊蘭伊蘭的香味呢？

據說，陽痿時只要聞聞伊蘭伊蘭的香味，馬上精力百倍；這個方法是從前一位遇難得救的船員發現的。目前，它的香味已被公認爲男性精力的泉源，備受重視。在法國，則被記錄在傳統的芳香法書籍中，日本人更將其製作成香水。伊蘭伊蘭不但是性慾減弱的男性的佳音，對於因疲勞而食欲不振的情況，更有極佳的療效。

花草小百科

伊蘭伊蘭是菲律賓植物，生長在馬尼拉等地，樹形高大，花的香味具壯陽提精之效。

菊花——清目寧心

我老公是個很情緒化的人，跟他生活在一起，就有如身旁放置一顆隨時會爆裂的炸彈，只要他的情緒稍一不好，我跟孩子就是首當其衝的砲灰，他自己也知道這個毛病不好，但情緒一來，就顧不得那麼多，照發脾氣。不知道有沒有什麼具體的方法可以幫助他穩定心緒？否則，全家人都快受不了這座「活火山」了。

健康DIY

家裏有一座「活火山」的確傷腦筋，爆發起來總令人難以招架，這裏有個小祕方提供妳，保證讓這座火山冷卻下來。

用適量的白菊花苗，清水洗清，然後切碎，與米同煮成粥給他食用，就能收效。菊花有清目寧心、鎮靜安神的作用，常常食用就能使他的情緒穩定，並能冷靜的思考。除菊花外，還可以試試橙子花，若他情緒激動失控時，讓他即時聞聞橙子花的味道，也能有安神鎮定的作用。

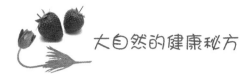

花草小百科

菊花為多年生草本植物，高約六十～一五〇公分，秋冬季為其花期，是耐寒的植物。品種繁多，但做為藥用是以茶菊或黃菊為主。現代中醫認為，白菊花除了有安神寧心的作用外，還可治療高血壓型頭昏及眼花諸症。除煮成菊花粥之外，還能沏茶、做餡餅，總而言之，它是種清涼、安胃腸、利五脈的藥草。

百合——鎮靜安眠

距離畢業展的日子越來越近了，小朱心情也越來越緊張，成日面對畫布卻一筆也畫不出來，精神緊繃得夜夜失眠，但越是如此，他就越心煩，而又更陷入緊張的狀態，這似乎已成了惡性循環，他不知該如何是好，可有改善的方法呢？

健康DIY

過度的緊張常讓人「成事不足」；而此時又沒有空閒的時間讓小朱出去散散心，紓解過大的壓力，不妨建議他試試百合的健康食療法。

百合對於治療神經衰弱、心煩、失眠非常有效。將百合鱗葉十五克，與酸棗仁十五克、遠志九克加水共煎，服其湯汁即可。除了百合之外，薰衣草也有相同的功效；那淡紫色的花，不僅令人看了心情舒暢，它的香味還能夠鎮靜安神，催人入眠，或是買塊薰衣草皂來洗澡也是不錯的方法。

花草小百科

百合是多年生草本植物，屬百合科，高六十至一百公分。鱗莖球狀，鱗葉即鱗莖上的鱗片。花呈乳白色，單生於莖頂，花期爲每年六至八月，種類繁多。鱗葉、花、種子都是中藥材之一，除治心煩、失眠，對肺病吐血、老弱虛暈、積痰、火氣大都有效，不但如此，鱗葉還是一種止血良藥。

紫藤——明目聰耳

美玲爲了她的兒子煩惱極了，才小學三年級，就對學校的功課應付不來，老師規定的課文，別的小朋友背一天，他則要K三天才能背起來。他並不是不用功，就是好像少根筋，看在美玲眼裏，眞是又急又心疼，不知道該如何幫助他提高學習力，增強記憶！

健康DIY

反應較慢的孩子總是讓父母心煩不已，他明明已經很努力的做功課，卻得不到學習的效果，眞是教人有「恨鐵不成鋼」之歎。建議妳不妨利用紫藤食療法來爲孩子補一補；紫藤有健脾補腎的功效，能使耳聰、目明，記憶力也可增強。方法是將紫藤根三十至六十克，同豬肉或雞肉燉，可食肉喝湯。紫藤花則可做爲蔬菜食用，或做紫藤糕和紫藤粥，不僅有療效，且吃起來別有風味。對於面臨聯考的學子，也可試用此法來提高學習效率。

花草小百科

紫藤爲落葉攀援灌木，莖纏繞附著於其他物體上，單數羽狀複葉，花呈藍紫色，花期四至五月，果熟期十至十一月。中醫認爲：紫藤根具補性，種子則性溫，主治筋骨疼痛；花及莖可解毒、驅蟲及止瀉；紫藤根還可治關節疼痛及痛風。

牛蒡——增強體力

大年今年高二，在他們班上被同學取了「病貓」的綽號，他雖痛恨別人這麼叫他，但卻不得不承認他身體虛弱的事實；每回體育課，操場跑個半圈就氣喘如牛，打籃球不到十分鐘就得換下休息。他很想把自己的身體練好一點，但卻不知有何方法可使他增強體力？

健康DIY

有些人的體質天生就較虛弱，體力也較差，狀況好時，跑步勉強能跑完全程，狀況糟時，就常常被送往保健室；學校醫務室的常客，往往就是那些人。但天生體力不如人，並非無藥可救，不妨試試牛蒡茶的療法。

牛蒡含有豐富的鈣量、纖維質及維生素，是非常健康的食品，此外，它還含有丹寧酸和鐵質，能使血行暢順，增加活力與元氣，特別適合體虛者。它的風味獨特清香，將其削片加水煎煮，亦可加些許糖飲用。常飲用牛蒡茶，能讓人體力增強，平時因工作勞累而疲勞、體衰者亦可飲用。

花草小百科

牛蒡是橘科的根菜植物，原產於歐洲、西伯利亞及中國東北部，其葉呈心形，開紫色的花。花期在夏季，根及嫩葉都可吃，種子則可入藥。有分春牛蒡及秋牛蒡，初夏出產的春牛蒡，味道、品質均較佳。它具有整腸的功效，還能防治傷風感冒及預防癌症，是不可多得的健康食品。

春黃菊——穩定心緒

我媽媽是個情緒不穩定的人，心情好時，不論我們要求什麼她都會答應，要是心情不好，惹上她的人可就遭殃了。我們全家人無不戰戰兢兢地計算著「火山」爆發的週期，但這就像人類要預測地震一樣困難；這令我們每天生活在緊張中，難道沒有方法可穩定她的心情？

健康DIY

情緒不穩的人發起飆來，真會令人有措手不及之感，沒頭沒腦的可能就要挨一頓罵。碰到這樣的人，除了告訴他「生氣容易變老」外，在此再提供你一妙招：春黃菊的芳香療法。

春黃菊和薰衣草一樣，有鎮定心緒的作用；若是感到身體不舒服或是情緒不穩時，可以利用春黃菊來裝飾環境，讓它的香味散溢在空氣中，置身在此環境中，能使人的心情安定下來，並感到舒暢。使用含春黃菊的香皂也是有效的方法，沐浴後同樣會使人感到心情舒暢。建議你在居家環境裏使用春黃菊芳香法，看看你母親的情緒有什麼樣的變化?!

花草小百科

春黃菊又名甘菊，是菊科植物，《神農本草經》中記載：甘菊性甘、苦、微寒，有疏風、清熱、解毒的功效，亦可治風熱感冒、頭暈目眩等疾病。

迷迭香——增強記憶

我是一個高三學生，面對即將來到的聯考，眞是心急如焚，似乎腦子已經塞不下任何東西了，所有的書一K再K，該記的卻一點兒也記不住，原本記住的反倒是忘得很快；這讓我的讀書效率一落千丈，我該如何改善這樣的狀況呢？

健康DIY

所謂「欲速則不達」，越是心急是越讀不下書的。所以，首先你得先放鬆自己的心情，來提高你的學習效率；同時，建議你一種能增強記憶的芳香療法——迷迭香療法。

迷迭香的香氣充滿清爽感，類似薄荷的清涼，也有點類似松香。實驗證明，迷迭香的確有增強記憶力的功效。應考學子的讀書環境可栽種些迷迭香，不但可以增進讀書效率，又可以美化環境，對嗅覺、視覺都有很大的益處，可謂一舉兩得。

花草小百科

迷迭香屬唇形科，為常綠小灌木。中醫認為：迷迭香可做通經藥，莖葉更可做為醃肉、烤肉的香料。它除了有增強記憶的功效外，《本草綱目》甘偉松的增訂本還指出其有治疥癬的功效呢！

森林浴——消除疲勞

瑋嘉是個期貨經紀人，作息時間常常日夜顛倒，晚上工作已經很累，白天還要應付客戶兼約會。長期的睡眠不足常令他覺得疲憊不堪，下班之後，同事會硬拉他去三溫暖，他並不喜歡那種場所，可是不去又覺得無法消除疲勞；他一直想找出一個更好的方法來代替上三溫暖，不知道有什麼方法是自然、省錢，又能達到良好功效的？

健康DIY

下班之後上三溫暖已是許多上班族的生活習慣之一。難道要消除疲勞，就非得用這個方法嗎？當然不是，介紹你一種省錢又有效的方式——森林浴。

找個時間，去做做森林浴吧！唯有與自然接觸，才能讓你的身體由內而外眞正的清爽起來，並能紓解平日的煩憂與疲憊。森林中的空氣清新，景色優美。據研究，樹林還會發出一種殺菌的物質——芬多精，它對治療百日咳相當有效；森林中所散發的香味還有明目的功效，可解除眼睛的疲勞。

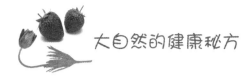

當然，如果你眞的無法親身去享受森林浴，退而求其次的方式就是買些具有森林浴效果的產品，將香味引入家中；或是在室內燒些白檀木，都能達到森林浴的功效。

百里香——清喉止痛

莉芸從事教學工作，長久下來，患了嚴重的職業病——聲帶受損。她常因講課過久而導致喉嚨疼痛不已，嚴重時甚至不斷咳嗽，嗓子又乾又辣，除了多喝水外，似乎別無他法，又不能因此丟掉飯碗。她很苦惱，不知可有什麼方法能讓她減輕痛苦？

健康DIY

當老師的人，常會因講話過多而使得咽喉不適，輕者喉嚨疼痛、嗓子發辣，重者可能得開刀治療。其實，只要平時懂得保養之道，就不會如此痛苦了。

百里香有清喉止痛的功效，當你咽喉疼痛、嗓子乾澀時，飲用百里香茶，嗓子立即覺得清爽舒暢。醫學上也證明百里香有緩解、止痛的成分；方法只需將其放在杯子裏，加水沖泡，當做茶水來飲用即可。百里香茶除了能減輕你職業病的痛苦外，對傷風感冒而引起的咽喉不適也很有效。

花草小百科

百里香爲多年生草本小灌木，又稱做山胡椒，它的花有強烈的香味，花期是六至七月，果熟期則爲九至十月。喜涼爽氣候，耐旱、抗寒。中醫認爲百里香能驅風止痛，可治風寒咳嗽、咽喉腫脹，對於風濕性關節炎、大骨節病、急性腸胃炎、慢性胃痛均有良好的療效。

佛手——化痰止咳

爺爺雖然年邁，身體還算硬朗，但可能由於年紀大的關係，只要稍有感冒，就會出現痰多的現象；常見他身上總是塞滿了衛生紙，以備不時之需。夜晚更是他最痛苦的時候，常因爲痰多而無法入睡，必須不斷地起來咳痰，否則，痰阻塞在咽喉難以呼吸。這雖不是什麼太大的毛病，但犯起來時，眞是不好受，難道無法解決嗎？

健康DIY

經常咳痰雖不是大毛病，但的確令人討厭。有此毛病的人，尤其是常苦於痰多的老年人，建議你食用佛手，它對化痰止咳很有功效。

將佛手果六至九克加水煎服，即能收效；但體質陰虛火旺著需注意愼服。佛手花也可食用，用鮮花十朵、糯米一百克、栗子五十克、白糖、清水、共熬成粥，不僅色、香、味俱佳，還有理氣舒肝的療效，也很適合老年人食用。唯烹調時需注意，佛手花稍煮即可，故於最後再放入。

花草小百科

佛手爲常綠小喬木或小灌木，老枝灰綠色，幼枝則呈淡紅。性喜溫暖、陽光充足、濕潤之地。四季常青，枝葉粗且濃綠，花味醇正。它的果形奇特，像手掌形，呈橙黃色，初夏爲花期，果熟期爲十一至十二月。佛手果除化痰功效外，還治胃痛、腹脹、嘔吐等症。

甘菊——暖身止寒

阿蓮最近總是一副精神不濟的模樣，天氣已經愈來愈熱，她還是隨身帶著一件毛衣；幾經詢問，才知道原來她近來身體虛弱，患了嚴重的感冒，雖然看過醫生，但還是不時的發冷、打噴嚏，她自己也感到很無奈，同事都笑她像個怪物，在大熱天裏穿毛衣，她不知道有何方法可以驅除身上的寒氣？

健康DIY

患感冒的人，手腳容易發冷，此時，飲用甘菊泡的茶，有暖身治病的功用。

製作方法很簡單：將適量甘菊放到茶壺內，加開水沖泡，數分鐘後即可飲用，它能驅寒、促進發汗；若有發燒現象，還能有退燒作用，並使身體暖和。若是還有咽喉痛的症狀，則可加入些許的蜂蜜以達潤喉的作用。

總而言之，喝甘菊茶對治療感冒很有功效，尤以初患時飲用，效果最佳。以此方法來暖身祛寒，要比穿毛衣來得有功效多了，因爲它能從體內使你的身體暖和，並達到治病的目的。

花草小百科

甘菊屬菊科植物，歐洲爲原產地，一株高約三十～六十公分。莖直立，汁多，花爲白色，中心部分爲黃色，約兩公分大，花期爲五至六月。能治療神經痛、腰痛、風濕症、冷虛等症狀，是法國人很喜愛的藥草之一。

薄荷、甘草——速效治咳

「咳嗽非大病，但咳起來要人命。」這句話一點也沒錯，我目前就深受其害，無論何時一咳起來，就沒完沒了。白天開會時，我的咳聲總令身邊的人不舒服，而我自己也感到很窘；晚上則是咳得我睡不著覺，若不堪言。不知道可有什麼速效止咳的方法？能幫我早日「脫離苦海」。

健康DIY

常有人認爲咳嗽不是什麼大毛病而不予理會，卻沒想到越來越嚴重，令身旁的人無不保持距離，以免遭受波及。爲此小毛病請假就醫似乎也沒必要，但與其放任不管，不如試試能速效止咳的薄荷、甘草茶。

把薄荷、甘草混在一起，加入開水浸泡十分鐘後，再放些許蜂蜜和檸檬服

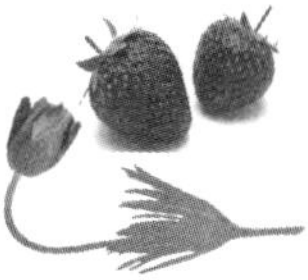

用，有意想不到的功效。甘草不僅能治咳，還有化痰的功效，對於倦怠乏力，也能發揮提振精神的效果。如果沒有甘草，亦可以甘菊代替，同樣可以達到止咳的目的。

花草小百科

甘草屬豆科植物，《神農本草經》中記載：甘草有緩急、止痛、解毒及止咳化痰的功效。

薄荷屬唇形科，是多年生的草本植物，它對於治療感冒很有效，可驅散寒氣，不過，它的氣味不可吸入太多，易傷身體。薄荷油擦抹於肌肉痠痛處，有不錯的療效。

香圓——消氣治脹

伯父一向以他那圓圓的大肚皮讓人印象深刻，當有人以此跟他開玩笑時，他總是笑著說：「宰相肚裏能撐船。」但最近他可笑不出來了；原來，大肚裏頭不再「撐船」，而是充滿了「氣」，肚子鼓脹得令他難受，胃也有脹氣的現象，因此食欲不振，最近老是愁眉苦臉的問人：如何才能使他不會「憋一肚子氣」？

健康DIY

滿肚子氣的感覺的確不好受，那該如何「消氣」呢？食用「香圓」是個不錯的方法。

香圓果治療胃痛脹氣有顯著的功效。利用陳香圓果一枚、大核桃仁兩枚及縮砂仁六克（去膜），分別炒過之後磨成粉末，再以白糖攪拌，空腹時以溫水服之，這個療方對治鼓脹很有效。若有胃脹氣，則可利用香圓根六十克、淫羊藿六十克泡酒適量飲用，即可見效。但食用時需注意：若以香圓果入藥，氣虛者及孕婦需愼服。

花草小百科

香圓爲常綠喬木，高四～六公尺，莖枝光滑，葉呈長橢圓形。其果爲圓形，成熟時呈橙黃色，有香氣，花期四～五月。中醫認爲香圓果實含橙皮甙、檸檬酸、果膠及維生素C等。性溫、味酸，可治胃痛鼓脹，亦有化痰止咳的功用，其根亦可藥用。

迷迭香——治療風濕

外子患有風濕病症，每當毛病犯上時，常令他苦不堪言。醫生所用的藥方雖能使症狀獲得紓解，但成效仍是不彰，最近朋友建議說可試試「花草自我療法」，據說效果不差，請問該如何做呢？

健康DIY

產生風濕症的原因眾說紛云，很難有一種療方可以將其完全根治，因此花草的自然療法頗受歡迎；它不僅能舒緩疼痛，還能防止病情。

迷迭香對紓解風濕引起的疼痛效果極佳，歷史上記載：古代匈牙利女王患有嚴重的風濕症，她就曾用過迷迭香來治療。由於這個典故，至今迷迭香所做的化妝水仍被稱做「匈牙利水」。用迷迭香治療風濕的方法是，在浴盆裏滴入二～三滴迷迭香精，這樣不僅可舒緩疼痛，並且還有穩定情緒的功效。

如果不適應迷迭香的味道，可加入適量的薰衣草油，比例約爲一比一。另外，也可用迷迭香的鮮枝葉或乾燥的迷迭香包取代精油，方法亦是直接放入水盆中即可。

使用此法的同時，亦可以喝蘋果汁及吃蘆筍來增強效果，另外，番椒與芹菜也都不錯。如果使用後，覺得效果不差，甚至可將迷迭香製成藥膏敷於患處，效果更佳。

花草小百科

見「迷迭香——增強記憶」篇。

玫瑰、蘆薈——治療頭痛

小艾長年患有頭痛，看了中醫、西醫都沒啥效用；症狀輕時，仍可勉強工作，但若是痛得厲害時，就幾乎無法做任何事。責任心重的她，常因無法按時完成工作而煩躁不安，有時甚至強忍著痛苦照常上班，看在我們這群同事的眼裏，眞是心疼，不知有何方法能助她減輕痛苦？

健康DIY

頭痛已經會使人煩躁不安了，若是加上工作未完成的焦慮，那還眞是煩上加煩。若是藥物的治療無法發揮效果，不妨採用古早時候傳下來的一些療方，如：以玫瑰油和蘆薈來治療。

首先將蘆薈磨碎擠出青汁，加入一滴玫瑰油，將兩種混合攪拌後，將其塗抹於太陽穴附近，就能發揮解除頭痛的功效。

使用此法的同時，建議她不妨再飲用些藥草茶，如：迷迭香茶、薄荷茶、芸香茶及麝香茶等，如此一來，內外雙管齊下，效果更佳。不過奉勸她，若是無緣無故地頭痛，還是上醫院做個詳細檢查比較好。

花草小百科

玫瑰爲落葉灌木，高約一～二公尺。花單生或數朵叢生，花期爲五～六月，果熟期爲八～九月。有許多品種，如：紅玫瑰、白玫瑰、無刺玫瑰、重瓣玫瑰等。玫瑰花性溫，有解鬱散瘀的功效，還能治肝胃氣痛、月經不調、腫毒等症。

蘆薈屬百合科，爲多年生的多肉草本，種類繁多，原產地是歐洲近地中海一帶。做爲藥用的樹狀蘆薈，高約三公尺，葉肥大多肉，邊緣有銳利的鋸齒狀，整年都可採收。將葉絞汁後，能止咳化痰，外敷則對風濕症、神經痛有療效，亦可做爲治胃炎、便祕的藥材。

淫羊藿——治低血壓

媽媽在這次的健康檢查時，發現自己患有低血壓症，醫生除了開處方外，還囑咐媽媽亦可以平日的飲食法來治療；但我們也只知道可用大蒜和薑來協助穩定血壓，請問可有其他的方式？

健康DIY

要治療低血壓，可使用的花草療法不少，如：大茴香、石南、薰衣草及迷迭香皆可。在此，爲你介紹淫羊藿的療法。

患低血壓的人爲使早晨過得輕鬆舒服些，可飲用淫羊藿茶。通常，需先將莖菜曬乾後使用，可生煎或熬煎當做茶水飲用，或是泡成藥酒。其葉亦可炒來吃，花則可以兩杯或三杯醋來配合食用。

當然，食用時，最好先詢問你的醫師，你所吃的藥物是否適合與此種療法同時進行，以免發生藥物與藥草不調合的沖消狀況發生。

花草小百科

淫羊藿屬小蘗科，東北地方以南的太平洋沿岸所自生的多年生草本，高約十～四十公分，會開淡紅紫色的花，花期四～五月，藥用部分爲莖和葉。據說曬乾後的淫羊藿可強壯精力，治療胃弱、低血壓、失眠等症。

紫花地丁——治療脫肛

現代人的生活忙碌緊張，許多人大都罹患痔瘡。我的閨中密友就告訴我她的慘痛經驗：起先形成痔瘡時總不加予理會，後來越來越嚴重，甚至發生了脫肛的情況，她不知該怎麼辦？這種情況必須開刀嗎？可有什麼方法可以自己治療的？

健康DIY

對於痔瘡，有許多家常療法都可使用，如：蘆薈，但若是形成脫肛，那就比裂痔更難治療了。坊間並沒有什麼特效藥，倒是可以一試紫花地丁葉。

通常脫出的部分硬且富有彈性，所以不易塞回，若想自行將其塞回，必先軟化其硬的部分及減弱它的彈性，紫花地丁葉對此很有效。方法是將紫花地丁葉直接敷在上面，並以紗布固定，一日更換數次，耐心等消除了彈性後，再慢慢將脫出的部份推進即可。

花草小百科

紫花地丁屬菫菜科，爲多年生草本，葉從根邊長出，有長柄，呈細長三角形，花莖前端會開出紫色或白色的花。藥用部分是連根在內的全草，其煎熬液對紅腫、腫泡有效，並能解毒和治療失眠。

薄荷——解酒醒腦

所謂「喝酒誤事」，這句話一點也沒錯。昨天就因爲應酬多喝了點，今早頭昏眼花、神智不清，竟忘了與客戶的約會，差點就誤了大事。如今懊惱也無濟於事，倒是想解決老是「宿醉」的問題，朋友跟我說可試試吃柿子，但平日上班忙得不得了，哪還有時間去買乾柿？再說，也不可能將它帶在身上啊！不知可有其他的方法能達到解酒的功效？

健康DIY

喝酒的人總會爲自己的酩酊大醉找各式的藉口，想醒腦的最好方法當然就是節制自己的酒量，不要逞強；當然，實在身不由己，無法適可而止，那就建議你試試「薄荷牙膏」的功效。

早上起床，昨夜的酒精仍殘留在體內，不但昏昏沉沉，口腔也覺得不舒服，此時，薄荷葉會大顯神通。將薄荷葉用鹽醃一下，然後將其放在牙刷上刷牙，若實在無法找到薄荷葉，用含薄荷味強的牙膏亦可代替。

薄荷味不但會使口腔感到清爽，酒精味也會頓時消失，並且使你神清氣爽，下次再有宿醉情況發生時，不妨就用此法，保證你不會再錯過任何重要約會喔！

花草小百科

見「薄荷、甘草——速效止咳」篇。

蒔蘿葉——可治打嗝

西瓜是我的好「戰友」，目前我們在一起服役；因爲在軍中生活很緊張，吃飯時間又短，動作稍慢就搶不到菜吃；他這位緊張大師每回都急著搶菜吃飯，在狼吞虎嚥之後，就打嗝不止。請問有何方法可幫助他解決這尷尬的問題？

健康DIY

有人說：「喝水可以制止打嗝。」雖無根據，但若實在無法制止不斷的打嗝，還是可以試試看這個方法。不過，若是能飲用蒔蘿葉茶，其功效是再好不過了。

打嗝是由於橫膈膜痙攣所引起，若經常有這毛病的人，不妨多利用蒔蘿葉這種藥草。

蒔蘿葉草可以煮食，是很好的抗痙攣藥草，無論是新鮮的或是乾枯的蒔蘿葉均可入藥。制止打嗝最好的方法就是將其以水煎煮或泡茶飲用，非常方便而且有效。

若覺得每次水煎很麻煩，還可將其藥汁製成冰棒，等到要飲用時，再用微波爐溶化即可。

花草小百科

蒔蘿是繖形科植物，又稱土茴香，功效與小茴香相似，三、四月生苗，六、七月可採實。蒔蘿籽爲其種子，可開胃健脾，治療消化、吸收功能方面的病症，但蒔蘿籽會導致流產，孕婦切忌不可服用。

蕪菁——治療痛風

外子患有痛風，每當發作起來時就痛苦異常，幾乎什麼事都不能做。長久以來，他就是默默地忍受病痛帶給他的折磨，絲毫無法抵抗；我相信，痛風雖然無法完全治癒，但總有什麼方法可以幫助他減輕痛苦，舒緩他的疼痛，請問該如何做呢？

健康DIY

痛風就是關節處發炎，痛起來的確是會要人命；要舒緩、減輕疼痛最好方法就是在患處加以熱敷，而使用蕪菁最能有抑制疼痛的效果。

方法很簡單：將蕪菁切碎後放在鍋裏加水煎煮，水不宜過多，放至剛蓋過蕪菁即可。煮好後，將紗布或毛巾浸泡至湯液中，使其充份吸收湯液後，再擰乾製成熱敷布。

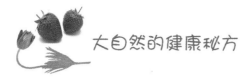

將此熱敷布敷於患處，反覆地做幾次，即有鎮痛、紓解的效用，此法在症狀較輕時，就當趕快應用。

花草小百科

蕪菁是十字花科越年生植物，又稱做蔓菁、諸葛菜或大頭菜。許多地方與蘿蔔相似，品種很多，根葉形狀大小都不盡相同，顏色也很多種。富含維他命C與鈣質，能開胃建氣，加強肝功能，還能消渴、止咳及解毒。但需注意不可一次吃太多，否則容易引起脹氣。

牛膝草——治花粉過敏

暑假期間，我們一家三口應妹妹與妹夫的邀請，到美國探望他們兼度假，大夥興高采烈地準備了豐富的行程；不料到了當地，一家三口都開始不斷地打噴嚏、流鼻水、眼睛發癢，眞是很掃興；妹妹說這是得了「花粉過敏症」。這種病症該如何制止呢？可有速效的方法？

健康DIY

在國外，用花花草草來美化環境是常見的事，因此許多人到了國外便出現「花粉過敏症」；不斷打噴嚏、流鼻水、眼睛發癢。要對付花粉過敏，在醫學上尚未發現令人滿意的醫療法，因此，建議大家不妨藉助大自然的力量吧！

牛膝草對治療花粉過敏頗有療效；將牛膝草採來，新鮮的或曬乾的都可以，放在鍋裏加水煎煮，直到藥液呈黑色，過濾後即可飲用。如果覺得味道不好，可加入適量的蜂蜜再飲用，相信你的症狀馬上就會減輕許多了。

花草小百科

牛膝草是莧科植物，入藥可做魚肉菜餚。《本草綱目》中記載：牛膝草熟用可治肝腎虧虛。另外，牛膝草還被用在治療上呼吸道系統的疾病；它也能做成藥膏治燙傷、燒傷及較重的瘀傷，平時可貯藏些，以備不時之需。

桃葉、艾葉——可治痱子、濕疹

我是個住校的學生，每天夏天一到，就是我最苦惱的日子，因爲悶熱的寢室，讓我長出一身的痱子、濕疹……令人難受之至，晚上睡都睡不好，眞不知如何是好？

健康DIY

夏天一到，就有許多人開始長痱子、濕疹，令人相當苦惱，一些小嬰兒也因長痱子而哭鬧不停，灑痱子粉、痱子膏都只能減輕一時的症狀，在此，建議你不妨試試桃葉與艾葉。

方法是將乾的桃葉及艾葉放入鍋內，用水煎煮；塗抹其煎熬液即可有效。如果你取得的是新鮮的葉子，就需先將其陰乾，再做以上的處方。這兩種植物對於治療濕疹、斑疹、痱子都很有療效。

夏日爲起濕疹或痱子苦惱的人，不妨立即找些艾葉、桃葉做好準備，保證你今夏絕不會再爲此而鬱悶不快，並可痛痛快快過個清爽舒適的夏天。

花草小百科

桃屬落葉小喬木，約八公尺高，枝呈綠色或半邊褐色，葉片邊緣有鋸齒，長粉紅色的花，四月爲花期，果熟期爲六至七月。中醫認爲桃葉、桃仁、桃花、桃果、桃枝、桃根都可入藥，可治療多種疾病。

艾屬菊科，爲多年生草本，莖亙立，葉子呈橢圓形，前端較尖，有羽狀的缺口，背面有綿毛，開淡褐色的小花，花期八至九月。地上部分均可入藥，艾葉除了對濕疹、斑疹有效外，將其煮成艾草茶，還能治肩膀僵硬、冷虛症、腰痛、疲勞等症狀。

花草藥膳——治癒貧血

小莉是本班的「病西施」，每次上體育課，總得我扶著她到保健室報到，她只要稍微一跑一跳，便會頭昏眼花，經醫師檢查，原來她罹患嚴重的貧血，醫師要她平時多注意營養，但又不知道該吃些什麼？請問可有什麼滋補的藥膳可提供給她？

健康DIY

許多女性朋友常會爲貧血而苦惱，只要稍微劇烈的活動，或是猛一站起來，就眼冒金星，頭昏眼花。要治療這毛病最好的方法便是用食療的方式；以食物滋補，加上藥草的療效，不僅讓身體得到營養，又有治病的功效。

爲您介紹兩道藥膳：「桃仁墨魚」、「法式煮雞」。這兩道藥膳美味而營養，並且能治療月經不順、貧血等婦女病症，對改善虛弱體質效果極佳。

桃仁墨魚

材料：準備墨魚一隻、桃仁六克、蔥、生薑、豌豆莢一百克、荷蘭鴨兒芹一枝、胡蘿蔔二分之一條、適量沙拉油及鹽。

做法：將墨魚處理好後切成小塊狀，放入鍋內，加桃仁，倒水至淹沒材料，以中火煮，三分鐘後加入鹽及其他調味品及佐料（蔥、薑、切段的荷蘭鴨兒芹），以小火再煮三十分鐘；將胡蘿蔔塊與豌豆莢以熱油炒過，並以鹽調味，盛起置於盤底，上面放墨魚及桃仁，即成一道美味可口的藥膳。

法式煮雞

材料：嫩雞一隻，切成塊，以胡椒和食鹽調味，鍋裏放奶油，將雞先炒成金黃色；另外需要花生八粒、洋蔥一個並切塊、迷迭香一棵、麝香草兩棵、月桂一棵。

做法：將以上草藥切碎後放入鍋中與雞塊一起翻炒，加食鹽、胡椒後蓋鍋蓋以溫火燉煮，煮爛之後加入一杯白葡萄酒，再煮幾分鐘，待酒精蒸發後即可上桌。

花草藥膳——治療便祕

我是個上班族，每天生活相當忙碌，平時工作的壓力不小，不知不覺中就忽略了正常的生活習慣，久而久之，形成了便祕。剛開始時，我對這毛病並不十分注意，沒想到卻成了惡性循環，越來越嚴重，令我非常的擔心，不知該吃些什麼，才能擺脫便祕的煩惱？

健康DIY

便祕是件很痛苦的事，治療便祕最好的方式，應從飲食方法的改善著手，並配合適當的運動，切勿濫服成藥，以免造成不良後果。首先介紹一道以「牛蒡」爲主的膳食。

準備牛蒡兩公斤，連皮切成薄片，蘿蔔絞汁兩千四百c.c.，加入四克的薏米麥片一起下鍋燉煮，沸騰後加蓋仍需繼續煮約兩小時，然後用紗布將湯汁過濾，加些鹽即可享用。較肥胖的人可先將薏米炒成金黃色再用，瘦的人則毋需做此處理。

當飲用此湯汁時，不需吃其他食物，每次喝一百c.c.，在一天內喝完；此汁液的熱量高，能供給充分的營養，毋需擔心營養、熱量不足。此藥膳對治療便祕有很強的效果。

另一道是以大黃爲主；選菜用大黃五百克，將其切碎放入鍋內，並加入一百c.c.的水、少量的檸檬汁，再加些許薑泥，用溫火煮爛，爛後取出薑片，放些冰糖煮至糊狀即可。將此煮好的醬與酸鮮奶同食，或抹在麵包、蛋糕上吃即可收效。

洋蘇草──可除蒜臭

每天早上的晨間會報，是全辦公室員工的「噩夢」時間。因爲我們的課長似乎是非吃了大蒜才有精神訓話；每當他發言時，全部的人無不屏住呼吸，否則，就會被那恐怖的蒜臭味熏得頭昏眼花。難道吃了大蒜就無法「除臭」了嗎？

健康DIY

大蒜是非常有益身心的食物，但吃完總是會留下一股難聞的味道，若是你今天得上台演說、約會，或是與客戶談生意，那麼你可得當心了，小心「臭名滿天下」。若是吃了大蒜，那不妨試試洋蘇草葉的除臭功效。

洋蘇草消除蒜臭效果頗佳，平時只要嚼一、兩片生洋蘇草葉，蒜臭即可消除。嚼時就像嚼口香糖一樣，會帶有點苦味，吞下去也無妨。若買不到新鮮的洋蘇草，則可買曬乾的洋蘇草，乾的苦味較重，可以拿來泡茶喝，效果也相當不錯。

花草小百科

洋蘇草自古以來就被用做辛香調味料，可以用來做各種菜及藥草茶。在歐洲，洋蘇草幾乎被視爲保健品，在早餐時，常與麵包一起烤，使麵包更香、更可口。

丁香——去生理臭

每個月的生理期一到，就是我的「閉關日」。因爲在這段期間，身體總會發出一股味道，有時甚至會有嚴重的口臭；每次與人說話時都覺得很窘，實在不知如何是好，所以每當「好朋友」來時，我就只好把自己關在家裏，難道這是無法改善的生理現象嗎？

健康DIY

生理期時，身體會有異味發出，是因爲在這段期間，體內的荷爾蒙分泌起了變化，而人體「自淨」的能力也因而變差，所以，在經期間，許多女性總會有體臭及口臭的煩惱。要解除生理期所引起的體臭、口臭，丁香的效果是很不錯的。

方法很簡單，只需將買來的丁香含在嘴裏即可。丁香嚼碎後非常苦，所以含時要注意，別不小心嚼碎了。據研究，丁香有促進身體自淨能力的作用，因此在日本、歐洲，都被廣泛的使用；在許多寺院或修道院，都備有丁香，讓修行人或抄寫經書的人口含一粒，達到身心皆淨的境界。

花草小百科

丁香屬桃金孃科植物，是使用非常廣泛的藥草；丁香花味辛、溫，可暖腎降逆；丁香所含的丁香油，能抑制腸胃異常發醇，並刺激腸胃蠕動，治療消化不良、胃痛、嘔吐、慢性胃炎等症。

薄荷葉──消除口臭

前一陣子經由相親認識了一名「風度翩翩」的男子。言談舉止都令我相當的欣賞，我們在各方面的興趣也很相合，於是就相約見面；但幾次下來，我發現他有個「致命」的毛病──口臭。一與他交談，差點沒被「熏昏」過去，但又必須故做鎮定樣，眞不知道自己還能忍受到幾時？

健康DIY

如果男士們的條件再好，但若是有口臭，還是難以打動女孩子芳心的。想想看，穿著一身稱頭，卻因爲一張臭嘴就將美好的形象給毀了，多麼不值得？其實，只要用點小技巧，就能讓口腔常保清新了。

如果你覺得洋蘇草與丁香的苦味太烈，那麼，使用薄荷葉也是很好的方法。

薄荷葉不僅清爽可口，還有提振精神的效用，據說還能增強精力，使人充滿活力呢！如果不習慣將薄荷葉直接放在嘴裏，亦可使用乾薄荷葉做茶飲，效果也不差；當然，如果當時你無法立即找到薄荷葉，那麼還有一個退而求其次的方式，就是嚼含薄荷味的口香糖，或是盡量使用含薄荷味的牙膏，亦有不錯的效果。

花草小百科

見「薄荷、甘草——速效止咳」篇。

母菊花——驅除腳臭

過幾天就要跟女朋友回家去見未來的岳父、岳母，心中難免有幾分緊張，準備了好多天的台詞、洗好的西裝、新鞋，可說是面面俱到了，唯一美中不足的就是我那可惡的「隱疾」——腳臭；這幾天洗澡時，我都特別努力的清洗，但腳臭依然存在，眼看著重要的約會就要來臨，我該如何是好？

健康DIY

腳臭的發生是由於腳被鞋襪長時間地包裹著而引起，也是身體中最不易清除臭味之處，無論你再怎麼清洗，仍難將臭味完全消除。此時，請用具有殺菌效果的母菊花來試試。

將母菊花熬水，置於臉盆中浸泡雙腳，即可清除腳臭，並達到殺菌的效果。

以母菊花香料製成的香皀或是薰衣草製成的香皀洗腳，也可有同樣的功效。用上述方式洗腳後，再在腳上抹些檸檬酸或蘋果酸，效果更好，亦可將檸檬酸或蘋果酸數滴加入溫水中，用來浸泡、洗腳，也能有殺菌的功效。總之，要去除腳臭，其首要工作是保持腳的清潔，並維持其通風、透氣的狀態。

花草小百科

母菊花爲菊科，繁殖力很強，在自家的陽台或院子自行栽種即可，而乾的母菊花也極易買到。對於想除腳臭的人，它是種方便、好用的材料。

花草複合療法——除體臭法

小眞是本班的「班花」，身邊不乏護花使者的圍繞，但日子一久，身邊的人卻都逐漸疏遠她，而她也越來越不開心。幾經詢問，原來她正爲「體臭」而苦惱；她也曾試過各式各樣的除臭方式，但都無效，看她爲此愁眉不展，眞令人心疼。除了開刀治療外，「體臭」眞的是毫無方法可除嗎？

健康DIY

身受「體臭」所苦的人，其苦惱往往是非他人所能想像的。所以自古以來，人類就已懂得運用各種方法來消除身體的臭味；如使用鼠尾草、葡萄、菊花葉、薰衣草等藥草。中國人則使用高濃度的鼠尾草液和葡萄液來驅除汗臭及腋臭。

在此，介紹各位爲體臭所苦的人兩種除臭液製作的方法：將六勺的薰衣草浸泡到蘋果醋中約兩星期，待兩星期後即可取出使用。使用時，倒入澡盆中沐浴，即可見效。

另外，亦可使用迷迭香、九層塔、麝香草等芳香植物，以相同的方法製作成沐浴液，也能有消除體臭的效果。

以上的方法都非常的簡單，製作也很方便，在中東較炎熱的地方，都被廣泛地使用，效果頗佳，建議各位不妨立即試試，保證以後不會再為身上的「異味」而感到窘困了。

花草複合療法──除腳臭法

我那三個寶貝兒子一放學回來，整個屋子裏就臭氣熏天，我總是叫他們趕快去把腳洗乾淨，但似乎沒有多大的效果；又不能叫他們不穿鞋去上課，眞教我不知如何是好？

健康DIY

腳臭的確不好處理，腳經常出汗，但又不能像手和臉那樣可經常清洗，腳上的污垢、細菌就這麼密不通風地被緊緊包在鞋襪裏，時間一久，想不臭都難。

上學的孩子都必須穿上厚厚的鞋襪，母親們若是擔心孩子們容易有腳臭，可以在他們的襪子裏放些特殊的藥草來除臭。最合適的是常用做男性古龍水的草藥「桑波莉」；若無法找到桑波莉，以味道較苦澀的草藥代之亦可。但切記不要使用具甜香味的藥草，因爲甜香味與腳臭交雜反而會散發更臭的異味。

另外，亦可使用洗浴法：使用薰衣草香精油數滴，加入水盆。先將腳用肥皂洗淨，再浸泡到此浴液中，不但可解除腳臭，還有消除疲勞之效。第二種方法是用約半杯的滑石粉、兩勺硼酸、些許玉米粉，再加上幾滴薄荷香精油及酒精混合，在要穿鞋襪之前，取出來擦拭雙腳即可收效。

花草複合療法——除頭髮臭

我是個高中學生，我最痛恨的就是一頭「剪不完、理還亂」的頭髮，髮禁雖已解除，但我卻無福消受一頭長髮。由於髮質屬油性，因此只要一天沒洗頭，頭髮就油得不像話，還會黏成一團一團的；人家是「米粉頭」，我卻是「河粉頭」；甚至還會發出一股異味，眞是快受不了這把三千煩惱絲了！

健康DIY

頭皮分泌油脂旺盛的人常有此煩惱，不僅梳理不易，還會發出一股臭味。要解決異味的發生，首先就要先控制頭皮油脂的分泌，在此提供幾個方法，不妨試試看。

取醋、洋蔥汁、薑汁、蛋清各一匙混合調勻，用它來搓揉頭皮約二十分鐘，再用清水洗淨，即可達到去脂的效果。若用檸檬汁取代洋蔥汁、蛋清，再多加些許醋汁調勻，亦可收到同樣的效果。

另一個方法是取十小包紅茶包加一大杯水，泡好後取出茶包，再在水裏加入十枚新鮮的薄荷葉，及半個檸檬的檸檬汁，等到其冷卻後即可使用。以此療方來洗頭，每星期一次即可，不僅能減少皮脂分泌，還能改善髮質，是不錯的方法。

薰衣草——減輕燙傷

前幾天同事們一起去烤肉，大家有說有笑正在燒烤時，不料小吳將手給燙傷了，這一燒還燒得真不輕，這幾天幾乎無法工作，同事們去探望他時還不斷調侃他，要他去「美容」，免得留下疤痕；他自己也頗擔心會因此「毀容」，不知可有方法減輕燙傷，又能去除疤痕？

健康DIY

在廚房工作的人，或是出外烤肉，燙傷是常見的意外傷害。要處理燙傷，首要就是以大量的冷水沖洗藉以降溫，而一般人通常在沖洗之後便塗上軟膏，如此，雖能減輕燙傷，但卻不能去除燙痕；若想雙效兼顧，不妨試試薰衣草精油的功效。

方法很簡單，只要將薰衣草精油塗抹於患部，一天塗二～三次，即可減輕燙傷，且此法持續數天後，傷痕便會完全消除，可說是一舉兩得。

花草小百科

薰衣草屬報春花科植物靈香草的全草，又稱做零陵香、薰草或藥草。《本草拾遺》中說其性味辛、甘，有祛風寒、止痛、驅蛔蟲的功效。但內服需小心，最好經指示才服用，以免危險。外用則對燒、燙傷及螫傷很有效。

橄欖果——可除燙痕

我是個家庭「煮」婦，廚房就是我的工作場所，至於我的工作成果如何，只要「秀」出我的雙手，大家便一目了然。燙痕就是我的成果證明，其實，這些疤痕眞教我煩惱不已，用過很多種美白膏都無效，請問可有什麼方法能清除這「不太光彩」的痕跡呢？

健康DIY

燙痕常是家庭主婦的煩惱，其實，要清除這種因廚房工作所帶來的「榮譽勳章」很簡單，橄欖的果實就能發揮很大的功效。

方法是：取出醋醃的橄欖，將它碾碎，然後塗在傷痕上，再用紗布包紮、固定。一天需更換數次，毋需多久，傷痕自然就消失了。但是這個方法對於時隔太久的傷痕效果並不大；若是妳的燙痕並非是「陳年古跡」的話，建議妳不妨立刻試試看，效果不錯喔！

花草小百科

橄欖樹是常綠喬木，高約十～十五米；橄欖果為其果實，呈卵圓形，中間大、兩頭尖，長約三公分左右。果肉呈淡黃白色，味道甘甜，內有硬核，產季為夏季至秋末，常被製作成蜜餞食用。

薰衣草──治冬季手傷

我是個家庭主婦，成天有做不完的家事，偏偏一到冬天，我的手就跟我「作對」，常常因爲天冷而乾裂，眞是痛得我難以忍受，無論擦什麼乳液，效果都不大；再加上看到成堆的家事在一旁等著，眞是煩上加煩，可有什麼方法能讓我解除痛苦？

健康DIY

許多人一到冬天，手腳就會乾裂，說起來不是什麼大毛病，但卻一樣令人痛苦萬分；因爲人的手無時無刻不在接觸東西，而乾裂之處只要稍加碰觸就如同針扎般疼痛，常爲手裂而煩惱的人們，建議你試試以下藥草療法：

使用薰衣草油、百里香油及檸檬醛油，依39：1：2的比例調配混合，以此劑塗抹在傷口上，能有殺菌、消毒的作用，也能治癒瘡傷。但需注意的是，這些藥草油絕對是要天然成分的，否則效果不大，用完後可將剩餘的置於冰箱保存，以便下次再使用。這副藥劑還可以治療刀傷、燙傷，效果也都不錯。

在此再附帶一提：有些人在冬天時嘴唇亦會乾裂、脫皮，薰衣草仍然能發揮功效。將一匙蜂蜜加入一滴薰衣草油，混合調勻後抹於唇上，非常有效。

花草小百科

見「薰衣草——減輕燙傷」篇。

金盞草——可治瘀傷

上回我在打球時，跑著跑著，眼裏只顧著看球，卻沒看到巨大的鐵欄杆橫在面前，便狠狠的撞了上去，雖然沒有什麼外傷，但卻腫了腦袋瘀了手；手上瘀傷處不小，幾乎無法向上抬起，現在只得天天在家休養。只是，待久了眞是悶得慌，等這瘀傷完全復元不知要等到何時，又無啥特效藥，不知是否有使瘀傷減輕的藥方？

健康DIY

因不小心跌倒碰撞，身體常會出現瘀青；能治療瘀傷的藥草有很多種，如康復力、牛膝草或小連翹等，另外還有種植物對治療瘀傷也很有效，就是金盞花。

只需將金盞花壓扁，外敷於瘀青患部，即可見效。此外，對於跌打損傷，亦可用薔薇根以水煎服，或以羅漢松根皮與苦參根等量，加黃酒適量搗爛，敷於患部，一日一次，亦有相同的效果。

花草小百科

金盞草爲菊科多年生草本植物，其莖葉有發汗、利尿的功效，且有助於消化。對於治療胃部抽筋和潰瘍亦有奇效，拿來外敷則可治瘀青和癤瘡。

接骨木——可治扭傷

美美最近迷上了跳有氧舞蹈，據說她跳了不到一個月就瘦了三公斤，害得我聽得心癢癢的，昨天跟她一起去試跳了一次；也許是我太求好心切，一身許久未「活動」的筋骨早已禁不起這樣的「折磨」，硬是把腰給扭了，頓時痛得我動彈不得，到現在都還無法恢復，眞傷腦筋。

健康DIY

不常運動的人要是突然做劇烈運動，常常就會發生「扭傷」的意外傷害。醫生所能做的，多半是將患處包紮起來，並囑咐患者多休息，別無他法。患者自己不妨用花草療法來減輕疼痛並治療。

可使用接骨木，將枝薄薄的輪切，並將其晒乾，晒乾後的枝葉即成生藥。將晒乾的樹枝煎熬，待煎熬液冷卻後，即可在患處以冷敷治療。此煎熬液除了可治跌打損傷、扭傷外，還能治療痱子、濕疹等症。如一時找不到接骨木，亦可用牛蒡製成的膏藥敷於扭傷處，同樣有效。

花草小百科

接骨木爲落葉灌木，高可達五、六公尺，葉對生，會開串狀白色小花。藥用部位爲枝及葉，能治跌打損傷，以及過敏性體質造成的斑疹、神經痛、風濕等症。

什錦藥草茶的製作

大自然中的花草樹木，大都有其各別的藥效，若能時常飲用以其沖泡而成的藥草茶，對我們的身體健康有相當大的助益。

以花草葉爲材料的藥茶，是現代人補充不足的維生素及礦物質的最簡便方法，不僅如此，依各種藥草不同的特性，還能發揮其藥性，治療疾病。在民間，藥草茶療法一直被廣泛使用，但有許多的製作方式都只是靠代代相傳，而無確切的資料可以參考。

因此，本篇要爲讀者介紹一系列的藥草茶製作方法，方便讀者，並使讀者能有效地利用各種不同療效的藥草茶；它們對於恢復體力、維持健康、緩解精神緊張都很有效用。

柿葉茶

做法：採春天至初夏時期的柿葉，放入蒸器中以強火蒸兩分鐘，然後風乾冷卻。之後再將葉切細，置於太陽底下晒乾。一人份以一大匙的茶葉沖泡即可。

療效：嫩柿葉的維生素C含量甚豐，可預防感冒，並治療高血壓。常喝柿葉茶還可提高對疾病的抵抗能力，能預防動脈硬化，並兼具利尿的效果。

佛手柑茶

做法：可用佛手柑的葉和花來沖泡，亦可以以佛手柑來製作。用葉和花只需加熱水沖泡即可飲用；若是以佛手柑，則需準備鹹秋石二～三兩，和鬧羊花十餘朵的花汁液，放進佛手柑內風乾，使用時，以小刀刮取柑果碎末一點五克左右，用開水沖泡服之。

療效：佛手柑茶可治療喉嚨腫痛和胸悶，後者與鹹秋石及鬧羊花製作的藥草茶則對治療哮喘、咳嗽頗有功效。

枸杞茶

做法：使用初春的枸杞嫩葉，洗淨後放入蒸器內蒸兩分鐘，冷卻後將其晒乾；若再將晒乾後的枸杞葉烘焙一下，則有香味出現。一天可飲用一把枸杞嫩葉的量。

療效：此茶對消除疲勞、提振精神很有效。此外，還能治療冷虛、胃弱、便秘等；對高血壓、動脈硬化及糖尿病亦有療效。

茴香種子茶

做法：將兩小湯匙的茴香種子搗碎，加一杯開水沖泡，放置五分鐘後即可飲用，亦可加些蜂蜜飲用。

療效：茴香種子茶主要可治呼吸道的毛病，如呼吸不順、感冒初期的咳嗽、多痰等症，除此外，還能健胃整腸、利尿；並且可緩解由炎症所引起的腫眼泡及眼睛疲勞。

桑葉茶

做法：採六月的桑葉，洗淨後，在還未乾時放入蒸器中蒸一分三十秒，蒸好後將葉切細，再絞出汁，然後晒乾。飲用時一次分量約二匙的葉量。

療效：有增強抵抗力的效果；可預防和治療感冒及低血壓症。

葛縷子茶

做法：以葛縷子種子製成，將兩小匙的葛縷子搗碎後，加入熱開水沖泡，浸泡數分鐘後，過濾茶渣並可加些蜂蜜飲用。

療效：葛縷子茶可以幫助消化，健胃整腸，並有增強淋巴及腎臟的功能。

紫蘇茶

做法：採取七月～九月時的紫蘇葉，將其晒乾後，再放至通風的場所陰乾。再採乾燥後的葉用手搓碎，一杯放一把的葉量加水沖泡，數分鐘後，濾出茶渣即可飲用。

療效：紫蘇茶可以治療精神不濟、心神不寧；在晚上睡前飲用，鎮靜效果頗佳。此外，還能治療下痢腹瀉、止咳化痰、口腔炎、感冒等症狀，並可促進食欲。

卡蒙瑪依爾茶

做法：這是以卡蒙瑪依爾的乾花或鮮花製成，其製作的方法相同；在鍋中放水，並將其煮沸，水沸後再加入卡蒙瑪依爾花，以小火微煮約一分鐘。關火後再放置數分鐘，過濾之後即可飲用。

療效：這種藥草茶適合在睡前飲用，有安神、促進睡眠的功效，並可使精神鬆弛，減輕生理痛。此外，這種茶外用還可保護頭髮；若將茶水澆在花草樹木上，還有防止枯萎的神奇功效。

忍冬茶

做法：用七～九月採收的忍冬葉，洗淨後晒乾，並陰乾，必須等到它十分乾燥時方可使用；將晒乾的忍冬葉搗碎，飲用之前可先烘焙一下。一杯茶放入一把的葉量，注入開水飲用，每日不可喝太多，以一杯爲佳。

療效：忍冬茶對治療感冒初期有效；有利尿、消炎的作用，可治療膀胱炎及尿道炎。

菊花茶

做法：可使用黃菊花或白菊花，它們的療效不一。用黃菊花九克，加上排風子、甘草各三十克，分別晒乾烘焙，搗碎後，再以溫水沖泡服之。白菊花則可加入多種藥草共同製作；如白菊花三克、生山楂片及草決明各十五克，用沸水沖泡，每日可飲用數次。

療效：黃菊茶主治熱毒風上攻、眼睛紅腫及頭暈。白菊決明茶則可治療高血壓及高血壓型心臟病。

當藥茶

做法：在九月～十月時，將當藥的全草採下，將其根部洗淨，之後使其乾燥。在全草乾燥後連同根部一起切碎，取適量葉量放入杯中，加熱開水沖泡，數分鐘後即可飲用。一杯的葉量可多次沖泡，直至苦味消失為止。

療效：當藥有「苦澀藥草」之稱，其所沖的茶能有健胃整腸之效，可治胃痙攣及消化器官失調，並可促進食欲；另外，它對治療宿醉也有獨到的功效。

薄荷茶

做法：可使用綠薄荷或胡椒薄荷，將葉放入杯中加水沖泡即可。

療效：薄荷茶有清涼感，可使呼吸的氣味甘甜，並能治療腸、胃氣脹和嘔吐，幫助消化，並調整胃液的分泌。胡椒薄荷則有益於驅風邪、治療頭疼。薄荷茶還能減輕痠痛，一天忙碌下來，喝杯薄荷茶能紓解全身疼痛。

鹹草茶

做法：鹹草是繁殖力極強的植物，今日採下嫩葉，明日又會長出新芽，故又稱「明日葉」。做藥草茶以春、夏所採的嫩葉爲佳，嫩葉以水洗淨後，並充分晒乾。乾燥後的葉用手搓揉，一把的分量可沖泡一杯茶，注入熱開水後將茶渣濾出即可飲用，飲用量無限制。

療效：鹹草茶有利尿、緩和的作用，可預防急性腎炎及因妊娠造成的浮腫；對治療便祕、高血壓、動脈硬化症亦有效。

蒔蘿種子茶

做法：將兩小匙的蒔蘿種子搗碎，加入一杯開水沖泡，浸泡五分鐘後即可飲用。

療效：蒔蘿種子的療效很大，可以治療胃脹氣、消化及吸收等方面的問題，甚至於由消化不良所引起的胃痙攣都能發揮效用；具有鎮靜安眠的作用，可於每日睡前飲用。蒔蘿種子茶由於藥效強，一天最好不要喝太多，以兩杯爲宜，或是遵照醫生的指示服用。

蒲公英茶

做法：採取春天～秋天的蒲公英根莖部分，洗淨後將其切碎晒乾，飲用前可烘焙一下。取適量茶葉加熱開水沖泡即可飲用。一天以一杯的量爲宜。蒲公英是全草皆可使用的藥草，能增進活力，可代替咖啡使用。

療效：蒲公英茶對食欲不振、消化不良頗有療效，能健胃整腸、提振精神、解熱退燒，並能改善肝功能。平日較操勞、睡眠不足的人，可常飲用。

百里香茶

做法：取百里香葉（鮮葉或乾葉皆可），加水沖泡或是用水煎煮，飲用前加入些許蜂蜜，則更可口。

療效：水煎煮的百里香茶可治感冒及百日咳，並能舒緩因緊張所引起的頭痛；有驅風止痛、治咽喉腫痛的功效。此種茶冷卻後，還可當做漱口藥水使用。

決明子茶

做法：決明是豆科植物，其入藥的部位爲其種子，即決明子。每年的採收時間在十月份；將採來的種子加以晒乾，即可沖茶。四百c.c.的水加入決明子十至十五克，將其煎熬至剩二百c.c.左右，一天可分爲三次飲用。

療效：決明子茶對於因便祕而引起的肩膀僵硬、頭重、視力模糊，臉上所起的疙瘩都有效。此外，還能增強體力、健胃整腸，並有利尿的作用。

玫瑰果實茶

做法：在卡尼那的花（玫瑰花的一種）謝後，取出其紅色的橢圓形果實；將乾燥了的果實搗碎，一小勺的碎果實可沖一杯茶，沖好後，約放置五分鐘即可飲用。

療效：卡尼那果實富含維生素C，飲用其所沖泡的茶能預防感冒，強健身體。

艾草茶

做法：採取六月～七月生長的艾草葉，用水洗淨後加以晒乾，晒乾之後還必須陰乾三天，使之充分乾燥。一把艾草葉可沖泡一杯的分量，以熱開水沖泡後即可飲用，一天一杯最爲適量。

療效：一般人喝艾草茶，可以強身補血，健胃祛寒，是一種很健康的飲料；對婦女貧血、神經痛、風濕症、精神不安等症狀都很有療效。

迷迭香茶

做法：以迷迭香的鮮葉沖泡熱水即可飲用。

療效：迷迭香茶的香味濃烈，能醫治頭痛，並提高記憶力，對消化不良亦有療效，睡前服用還有鎮靜安眠的功效。

洋蘇草茶

做法：以洋蘇草的鮮葉所沖泡出的茶，口感最佳。

療效：洋蘇草茶自古以來就被視爲長壽與身體強健的理想藥草茶；它並能治療肝臟疾病、便祕及風濕痛。將此種藥草茶冷卻之後，亦可做爲治療灰色頭髮的潤絲精。

蘭茶

做法：蘭花的種類很多，做蘭茶可用春蘭、東洋蘭及劍蘭，它們的療效不一，各有各的適應症。將採取的蘭花用水洗淨，再用鹽漬的方法保存三天（劍蘭可不必鹽漬），鹽和花的分量大約相等。三天後便可拿出，放入杯中泡熱開水來飲用。

療效：春蘭及東洋蘭有強精、增進食欲的效果，也有鎮靜的功能；劍蘭則具消腫，並能治久咳、吐血等頑症。

薰衣草茶

做法：取薰衣草的鮮花一大勺，若是乾花則只需一小匙，加熱水沖泡後即可飲用。

療效：薰衣草茶的香味濃厚，沒有醫生的指示，千萬不可大量服用。此種茶有舒緩精神緊張、鎮靜及幫助消化的作用，能穩定血壓、預防神經緊張和頭痛，並治療呼吸器官的毛病。

花草植物沐浴的效果驚人

「香草沐浴」是目前相當盛行的洗浴方式，自古以來，許多民族都有此傳統；而在今日，透過科技、醫療進步的研究，證實這種以植物來做爲洗浴原料的沐浴方式，的確有其驚人的療效，可治療不同的疾病；由此足見先人的智慧，也令人更感歎大自然的力量。

至於可做爲沐浴香草的植物有很多種，主要是以其所發出的氣味來達到療病的目的，透過沐浴的方式，不僅只是能呼吸其香味，還能藉著滲透皮膚的方式發揮更大效果。

要享受對身心皆有益的花草沐浴，方法很簡單，可採用天然植物的花葉，也可以採用已從天然植物中提煉出的精油；市面上也有許多的「天然香草沐浴劑」出售，也是一種方便而且經濟的方式。

每一種花草皆有其特殊的療效，所適應之症不盡相同，但一般說來，它們都能提高溫水浸泡的效果，對皮膚也十分有益，能保溫、殺菌兼消炎，還能消除肉體上及精神上的疲勞，讓血氣循環旺盛；因此，花草沐浴是適合所有人的健康療法。

花草沐浴所使用的水溫，冬季以四十度，夏季以三十八～三十九度爲佳。若是買來的沐浴劑，直接放入浴水中即可使用；亦可試著自己調製，將天然的花草植物切碎，先用鍋熱水煎煮，然後再把汁液倒入浴水中稀釋。

若是能放鬆心情，優閒愉快地享受沐浴是最好不過了，而且時間最好長些，因爲如此才能充分的使身心安靜下來，使皮膚充分吸收花草的香味，達到促進血液循環、消除疲勞的功效。如果是以治療爲目的的話，可早、晚各洗一次以增加效果。

可以做爲沐浴劑的原料很多，以下爲大家介紹幾種著名的香草原料。

	鎮靜	使皮膚滑嫩	止癢	使呼吸道通暢	收緊皮膚	治療失眠	治療偏頭痛	促進消化	預防感冒	消除疲勞	促進發汗	緩和痛楚	治療性無能	強健身體	鎮痛⊗風濕痛⊕	除臭	使頭腦舒暢	治神經性胃炎
蒔蘿	*									*								
薄荷	*		*	*	*			*			*					*		
甘菊	*	*				*				*								
鼠尾草	*	*						*	*	*								
迷迭香					*			*			*	*		*			*	
紫蘇	*							*		*			*					
野薔薇					*									*			*	
歐洲菩提	*	*				*				*								*

	鎮靜	使皮膚滑嫩	止癢	使呼吸道通暢	收緊皮膚	治療失眠	治療偏頭痛	促進消化	預防感冒	消除疲勞	促進發汗	緩和痛楚	治療性無能	強健身體	鎮痛⊗風濕痛⊕	除臭	使頭腦舒暢	治神經性胃炎
野玫瑰	*									*				*				
檸檬草								*										
桉樹				*				*	*	*								
堅紫草		*			*					*								
月桂								*				*			*		*	
野檸檬	*							*						*				
麝香草										*								

對抗感冒五帖

小玫又請病假了，她可眞稱得上是「外強中乾」型的體質，外表看起來雖然頗爲強健，但卻是三天一小病、五天一大病，只要天氣一變化，溫差稍微大一點，她就開始出現感冒的徵兆，偏偏她又不肯去看醫生，結果總是拖到非請假不可的地步。不知可有什麼食療的方法，能讓她在感冒症狀出現時就即早治療？

健康DIY

感冒雖不是什麼大病，但若是不即早治療，它將是轉爲各種重症疾病的源頭，所以，當一有感冒徵兆出現時，千萬不能大意，一定要趕快治療。一般人總會認爲小小感冒毋需費神費力地去看醫生，而事實上也正如此；因爲在我們日常生活所吃的蔬果中，就有許多具有預防、治療初期感冒的療效，不妨就利用這些隨手可得的食物來做爲治療感冒的良方。

以下爲你介紹幾種療效甚佳的療方：

南瓜

南瓜是種味道甜美，又富含各種營養的食物，亦能做爲主食食用。在歐美，它是相當受到喜愛的食物，是食膳常用的材料，更是萬聖節的典型代表物。

南瓜能增強呼吸器官的功能，對於防治感冒非常有療效。遇有感冒症狀，可試試「燉南瓜」。

將南瓜去頂，加入些許冰糖，隔水以溫水燉煮約一小時即可，每天服用一至兩次。它能減輕感冒的症狀，尤其是因感冒而引起的咳嗽、喉嚨發炎及腸胃不適等症狀。若是不想燉煮，也可以生吃南瓜，一次吃半個，同樣也可收其功效。

生薑

具有治療感冒功效的蔬果中，要算「薑湯」爲最古老的祕方了。俗話說：

「薑是老的辣。」當身體受了風寒，找些老生薑來煮些薑湯服下，保證湯下病除。

只需將生薑用水煎煮，加些紅糖並趁熱喝下，即可治療傷風感冒。生薑中的薑辣素，能夠使血液加速循環，令全身發熱、排汗並解毒，達到祛寒的功能。

亦可將生薑汁外用，發熱時擦在太陽穴、額頭附近，能使頭痛得到紓解。而若是有脹氣、食欲不振、噁心嘔吐的症狀，薑湯亦能發揮效用，減輕身體的不適。

值得一提的是，服用薑湯需在症狀初現時即趕快服用，若是已經很嚴重了，還是就醫比較妥當。

蘿蔔

俗話說得好：「冬吃蘿蔔，夏吃薑，不勞醫生開處方。」這句話一點也不錯。蘿蔔營養豐富，含大量的維生素C、B及B_2，還有鈣、磷、鐵等礦物質，能促進新陳代謝、消熱降火。遇有感冒徵兆時，將蘿蔔搗成泥狀，加些蜂蜜，以熱開水沖泡，可用來漱口；服用則可潤喉及止咳化痰。

若是吃些生蘿蔔片，亦可幫助消除積食，以及排除體內毒素，調理胃腸。但需注意的是：蘿蔔屬寒性食品，體虛者應慎服，若是正巧在服中藥的病人，也需小心食用，最好先經醫師的指示，才不致解了中藥藥效，弄巧成拙。

葱、蒜

蔥、蒜與薑一樣，除了是調味必需品之外，還有驚人的食療功能，對於治療感冒也頗具效果。

蔥亦是熱性食物，能促進排汗、利尿。不小心罹患感冒時，將蔥切碎，加水煎煮成湯飲用，能紓解感冒發熱、頭痛等症狀。把蔥白與根鬚部分，與生薑一起煮食，效果也很好。此外，將蔥、薑、茶葉、陳皮及紫蘇合起來加水煎煮當茶喝，也是不錯的妙方。

大蒜之中所含的蒜素，能抑制人體內細菌的生長，並能促進食欲；受涼時，將大蒜打成蒜汁，加冷水稀釋後，滴入鼻中即可預防感冒；若已感到身體不適，則可把大蒜切碎，加些許冰糖，用冷開水浸泡，密封後放置一夜，第二天打開飲用，效果極佳。

蔬果小百科

(1)南瓜又名香瓜或金瓜，是瓜科的蔓性蔬菜，原產於美國。東方的南瓜較西方的扁平，有綠色與橙色兩種。南瓜營養價值很高，富含維生素A與C，據說肉色愈深黃，維生素A就愈豐富。它同時能強化肝臟的機能，促進胰臟胰島素的分泌，很適合做爲糖尿病患的主食；南瓜子還能改善虛弱的體質，預防攝護腺腫大。

(2)薑屬薑科，是多年生植物；有嫩薑與老薑之分，嫩薑在四月下種後，七月便可採收，而老薑則需等到十月。一般說來，老薑入藥的藥效較強，而乾燥過的又更有效。薑能促進血液循環，健脾胃，也可祛虛寒，治療腹瀉、胃冷症。薑亦有殺菌能力，烹調海鮮類食物時，加些薑片，除了殺菌還能去除腥味。

(3)蘿蔔屬十字花科，根肉質粗大，形狀不一，有白色、外青內紅、外紅內白、皮青內紫等數種；它的鈣質豐富，且不含草酸，是人體鈣的良好來源。能消積滯，清熱化痰，對便祕和腹瀉亦有療效。

(4)蔥屬百合科，多年生草本，圓柱形，葉呈中空圓筒狀，花呈白色。有發汗、通暢、利尿的功能；對怕冷、低血壓的人都很適合；外敷則可治療風濕痛、凍瘡等症。

(5)蒜亦屬百合科，有蒜臭，鱗莖球形肉質，外皮有數層膜質。含蛋白質、脂肪、鐵、鈣、磷等礦物質及維生素B_1、B_2及C和蒜素。性溫，能暖脾健胃、消積食、解毒及殺菌；和蔥、薑一樣，體虛火旺、血壓高、神經容易緊張不安、腦部易充血的人要慎服。

柳橙─預防感冒

我和朋友小華即將展開我們的自助之旅，爲此次的旅行，我們已經準備了許久，該帶的無一缺漏，但卻很擔心在他鄉異地患了感冒、生了病，那可眞不知該如何是好，雖然我們已準備有隨身藥品，然而，可有什麼方式能有效地預防感冒？

健康DIY

外出旅行的人最怕的就是在途中罹患感冒，不僅掃興，還會延誤行程，當然，直接有效的方法是盡量避免與感冒患者面對面接觸。

至於預防感冒，不是沒有方法，只要每天吃三~五個柳橙，便能達成目的。因爲柳橙含有豐富的維生素C，根據研究：一個人如果每天攝取一千毫克以上的維生素C，就能減低感染疾病的機會。

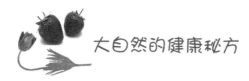

若是症狀已經出現，吃柳橙還是有用。它能滋潤健胃，果核還能消腫、止痛；對感冒所引起的咳嗽、失聲，或是咽喉疼痛也很有效。但是無論是吃果肉或是喝果汁，都切記不要吃冰的。

蔬果小百科

柳橙爲常綠小喬木，果實是圓球形，外皮是金黃色，秋冬爲成熟期。富含維生素C，但有使身體變冷的作用，所以體虛者不適合吃；果肉能促進胃液分泌、幫助消化，果皮則能止咳化痰，多痰的老人，吃了尤有療效。

止咳、化痰高手(一)

小雯是學校裏的紅牌老師，一個星期就有三、四十個小時的課，不過最近她可是飽受折磨，一句話還沒說完，就覺得嗓子不對勁，接著便不斷地咳嗽，一開始有些失聲的現象，後來越來越嚴重，而且久咳不癒。她總是到市面上買現成的喉片來吃，但效用並不大，現在她幾乎無法正常上課了。不知天然的瓜果蔬菜中，可有什麼能對抗這種「持久難癒」的療方？

健康DIY

當老師的人因爲講話多，所以時常有喉嚨發炎的職業病出現，起先是輕咳引起失聲，此時若不趕快治療，最後就會變成難以治癒的頑症。當然，也有可能是因爲呼吸器官或肺部出了問題才引起咳嗽，無論如何，先找出自己咳嗽的原因，再對症下藥才是正確的做法。

一般要保養喉嚨、止咳化痰，可以用天然且具食療功能的瓜果蔬菜來做爲良方，它們不僅具有豐富的營養，並且能避免化學藥物的副作用，值得久咳不癒的患者好好利用。

楊桃

水果中，楊桃具有爽聲潤喉的功效是大家耳熟能詳的。楊桃的確能治療喉嚨不適並生津止渴，所以，平時需要多說話，或因說話、感冒引起喉嚨不舒服的人，應多吃楊桃。

可是，與其買市面上含有人工添加物的楊桃汁來喝，不如吃新鮮的楊桃來得有效。當喉嚨不適時，一天可吃一～二粒的楊桃，分三次吃完；吃時，可用些許鹽攪拌，且最好是細嚼慢嚥的吞下去。

若是患了咽喉炎，失聲咳嗽，則可喝新鮮的楊桃汁，一天喝兩杯，連續幾天便能痊癒了。此外，楊桃汁（不加鹽）對口腔潰爛或生瘡也有療效。

蔬果小百科

楊桃是小喬木或灌木，其果實爲綠色或黃綠色，肉質多汁，味甜帶酸，夏秋爲成熟期。營養成分有蔗糖、果糖、葡萄糖、維生素B_1及果酸等。生津、止咳，能治療咽喉炎、風熱咳嗽、食積不化及痔瘡出血；醃漬過的楊桃還能解酒。

枇杷

用枇杷來止咳潤喉，亦是歷史悠久的療方。

如果不想服用市面上所賣的枇杷膏，食用新鮮的枇杷亦能有同樣的功效。平時只要感到喉嚨不適，有咳嗽症狀，即可用幾片枇杷葉加水煎煮成枇杷葉茶，早晚服用；或是吃半斤枇杷，都能舒緩不適感。

如果是患了咽喉炎，清燉枇杷果是不錯的療方。用半斤新鮮枇杷，去皮、核，加少許的冰糖，用水燉煮約半小時，服用時將果肉及湯一起吃完，每天服兩次即可見效。

另外，取出的枇杷核千萬不要丟掉，它對治療咳嗽亦很有效，可將其搗爛後，再加水煎煮成湯，摻入些許冰糖即可服用，對咳嗽引起的哮喘，亦有紓解功用。

但要注意的是，枇杷屬涼性水果，身體虛弱寒冷者，宜節制食用。

蔬果小百科

枇杷爲常綠小喬木，高可達八米，果體呈金黃色球形或卵形，夏末爲成熟期，多汁，味酸甜，中央有果核。果肉營養豐富，清熱去火，生津止咳；核亦能祛痰止咳，性較寒涼，脾虛易瀉者宜慎服。

蘆薈

蘆薈常是用來養顏美容的保養聖品，它也能治咳嗎?的確，蘆薈不但能治咳，祛痰的功效也不錯。

當遇上咳嗽不止，又有痰卡在喉嚨時，不妨試試蘆薈糖漿，對解除症狀將有很大的幫助。

做蘆薈糖漿的方法很簡單，取三百~五百c.c.的蘆薈汁，加些冰糖，以溫火慢燉成膠著狀即成。一次服用一湯匙的量，每隔一~二小時服用一次；它不會有一般咳嗽糖漿令人產生喉頭沙啞的副作用，可以放心的服用。

蔬果小百科

蘆薈屬百合科，特別適合在暖地生長，爲多年生多肉草本，種類繁多；藥用部分為其肉質豐富的葉，邊緣有銳利的鋸齒狀。蘆薈汁對止咳化痰很有效用，外敷則可治療風濕症、神經痛。此外，蘆薈亦可做為胃藥，治胃炎及慢性便祕最有效。

柑橘

柑橘是中藥中常用的材料，因它從裏到外，每一處皆有功效；尤其對因感冒引起的咳嗽，及平日的口乾舌燥都有極佳的療效。

吃新鮮的柑橘，能生津、止渴；遇有咳嗽症狀則能順氣、止咳；但不宜吃太多。若是感覺有痰，不妨試試「熱柑橘」：取一個連皮的柑橘，加些許冰糖及兩、三片生薑，加水燉煮一小時，連果肉整個吃下去，幾次後便見療效。

柑橘皮晒乾即成「陳皮」，可治打嗝；若煮成「陳皮湯」，亦能止咳、化痰。

橘肉附著的白色筋絲，吃時千萬別丟棄，它亦有祛痰、治療慢性支氣管炎的功效。

蔬果小百科

柑橘爲常綠喬木或灌木，高二~三米。果呈金黃色球形，含豐富的維生素A、B、C、D、P等。除治咳嗽外，還能促進胃液分泌、幫助消化、舒緩胃脹，並有解酒的功能。將柑核炒過後食用，還能治療疝氣及睪丸腫痛。

柑橘亦屬寒性水果，會使身體變冷，所以血壓低、怕冷的人，或體虛易腹瀉者最好不要多吃。

止咳化痰高手(二)

我的父親上了年紀，最近出現喉嚨痰多的現象，並且久咳不癒，看過許多大夫，也都瞧不出個所以然，只說這是老人常有的症狀，頂多開個止咳藥罷了；但只要藥物一停止服用，故症就又開始復萌，眞教父親不知該如何是好？對付這樣的頑症，食療法有效嗎？

健康DIY

咳嗽、多痰的確是老年人常有的症狀，而且相當不易治癒。有些人拚命的買藥來吃，但吃遍了藥房中的各類治咳藥，仍舊一籌莫展。建議你們試試自然食物療法，不僅治病，還能補充營養。以下，爲你介紹櫻桃、梨子、柿子、荸薺四種療效甚佳的蔬果療方。

櫻桃

老年人常常覺得喉嚨癢癢的，且不時有咳嗽的症狀，雖然不覺得嚴重，且無大礙，仍不可置之不理；此時，買些香甜的櫻桃來食用，對症狀的減輕非常有幫助。

若患有咽喉炎，且咳嗽不止，則早晚各吃約半斤的新鮮櫻桃，這個方法非常有效。

讓老年人吃櫻桃是最適合不過了，除了可舒緩以上病症，它還能補充身體元氣，祛除風寒及身體的濕氣，治療腰痛、腿痛、關節麻木或風濕引起的癱瘓，是不可多得的溫性水果。

蔬果小百科

櫻桃爲灌木或小喬木，高約三～八米。果實呈暗紅色小圓球形，味甘甜、氣香、多汁、性溫，中間有子。夏秋之際爲成熟期。其核用水煎煮服用，能治小兒麻疹及散熱不暢；果肉搗爛後煎煮外敷，可治療痛瘡潰爛及凍瘡。

梨子

久咳不癒，或一感冒就咳嗽的人，應多吃梨子；此外，支氣管及呼吸系統較弱，聲音容易沙啞的人，也很適合吃梨。

梨子有保護喉嚨黏膜、緩和咽喉發炎的作用；若已有久咳不癒的症狀，何不試試「燉梨」？保證效果奇佳。

將梨子挖個洞，取出核後加入蜂蜜，蒸熱後即可食用。另一種做法是：將梨子連皮搗成泥狀，加入蜂蜜或冰糖，以些許的水燉煮半小時以上，連湯及渣一起服用，不但能治療咳嗽，還能治慢性咽喉。若症狀只是輕微的咳嗽，每天喝兩杯鮮梨汁即能見效。

梨子的種類多，做食療時以多汁的雪梨爲佳，常見的沙梨、鴨梨亦可。但梨屬涼性水果，體虛者宜愼服。

蔬果小百科

沙梨爲小喬木，高五～十米，果近球形，果肉稍硬較粗糙，夏秋之際爲成熟期。主治消化不良、咽喉發炎、利尿。

鴨梨則爲落葉喬木，高五～十米；果體爲橢圓形，外皮薄，果肉嫩白，夏季爲成熟期；能消渴潤肺、生津解酒，並治療便祕。

柿子

若有多痰的現象，亦可試試乾柿的效用。事實上，乾柿上面的白霜才是祛痰的主要物質；所以食用時，切記要連乾柿上的白霜一起吃；此外，乾柿霜還能治療肺氣腫及支氣管方面的疾病。

另外，新鮮柿子的柿蒂，可加水煎煮成柿茶，對制止打嗝很有效。

蔬果小百科

柿爲落葉喬木，高六～九米。果實呈黃紅色，橢圓形；外表光滑，味道甜美，夏季爲成熟期。能治療胃熱、胃痛、老年性喘咳、多痰；此外，柿子的止血性佳，所以經期中的婦女不宜食用，對治療痔瘡出血很有療效。柿子也會使身體變冷，血壓低、怕冷的人要慎服。

荸薺

荸薺又名「馬蹄」，味道清甜爽口，除了可做爲蔬菜食用外，還能入藥；無論是生食或熟食皆宜。

荸薺有化痰的作用，平時痰多的人不妨多吃些荸薺；鮮榨的荸薺汁除了可化痰潤喉，更是食療中的清熱佳品；對於熱性病的治療有很大的功效。

荸薺亦屬於寒性食品，會消胃火、瀉腎熱，體虛胃寒者則不宜多吃。

蔬果小百科

荸薺是沙草科植物的球莖，春時下種，冬日收成；營養成分相當高，能消熱化痰，除體熱；其所含菁英的成分能抗菌、防癌；此外還能降血壓及治療下痢，是夏季非常理想的食品。

健胃整腸天然祕方(一)

最近爲了要應付考試，生活作息變得非常不正常，壓力又大，因此身體的狀況不佳；每日都沒啥胃口，看到一桌的菜就是吃不下，不僅如此，還出現便祕的症狀。我很擔心這樣的情況持續下去會影響身體健康，進而導致考試失誤，我應該如何是好呢？

健康DIY

對忙碌的現代人來說，因爲緊張的生活而引起腸胃毛病的情況已經很普遍了。上班族因工作壓力大而影響正常的飲食；要應付考試的學子，則因考試的壓力而食之無味，甚至還影響到排泄機能；長期下來，便嚴重地破壞了身體的健康。

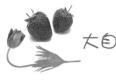

但是建議你若不是非到必要的地步，千萬不要去吃那些胃藥、胃散等化學藥

品，不妨試試天然的瓜果蔬菜，利用其所含有的豐富纖維質及維生素，來幫助消化、調節生理機能、促進排泄功能，以達到健胃整腸的目的。

利用天然的食物來整治腸胃一點都不難，只要你願意著手試試，包管腸胃疾病不再找上你。

現在就爲你介紹幾則對消積食、開胃、治療便祕非常有效的療方：

山楂

山楂常被用來做成蜜餞，是許多暈車族坐車時必備的食品，坐車時含上一片山楂片，就會感覺舒服許多。

山楂除了能制止反胃、噁心嘔吐之外，還有消除腸胃積食、促進消化的功能。常感到腸胃消化不良、食欲不振，或是因飲食不當而使積食留滯在腸胃時，就喝碗山楂湯，這些問題便能輕鬆的迎刃而解。

如果比較沒時間，只需將山楂去核加水煎煮即成；若時間充裕，則可加蜂蜜，以溫火燉至黏稠狀，待冷卻後即可飲用；此外，以米酒、糖做成山楂酒亦有健胃、整腸的功效，是老少咸宜的保健食品。

蔬果小百科

山楂是薔薇科植物的果實，可做庭木，亦可盆栽，成熟時期會長出黃色或紅色的花。山楂主治消化不良，能去積食、止瀉、促進食欲；此外，還能降低膽固醇和血壓，平時很容易買到，是物美價廉的保健品。

蘑菇

因爲工作太多、考試壓力大而使你食欲不振嗎？試試蘑菇的開胃功效吧！

蘑菇即洋菇，不論是煮湯或是做菜，它都是理想的配料；但可別小看這小小的配料，它本身可是營養豐富的開胃菜。

蘑菇因含有豐富的蛋白質和胺基酸，故能消除腸胃脹氣、制止嘔吐腹瀉；並可促進食欲、補充維生素B_2。無論涼拌、煎、炒、煮、做湯等，都非常合適。

蔬果小百科

蘑菇爲褶菌科，表面光滑且多肉，呈白色或灰白色。能整腸健胃，治療食欲不振、消化不良；對慢性肝炎及半身麻痺也有很大的療效。

胡蘿蔔

一般人都知道胡蘿蔔富含維生素A，故能保護眼睛，防止夜盲症，但較不知道其實它對消除腸內積食、紓解便祕現象也非常有療效。

若有便祕的症狀，不妨每天喝一杯三百～四百c.c.的胡蘿蔔汁，如再加入些許蜂蜜飲用則風味更佳；據說它還能防治高血壓。

生吃胡蘿蔔亦可達到同樣的效果，但需注意的是：胡蘿蔔雖是有益的蔬菜，但仍然不宜多吃；因其胡蘿蔔素易貯藏沉澱於人體內，使皮膚變黃。但停食後兩、三個月，便會自動消退，對健康並無大礙。

蔬果小百科

胡蘿蔔是芹菜科的草本蔬菜，種類很多；富含維生素A，對眼睛疲倦和夜盲症有醫療的效用，胡蘿蔔素亦有抗癌的作用，能消除疲勞、預防肌膚粗糙，並增強抵抗力，對身體非常有益。

芋頭

要治療便祕，吃芋頭也是非常有效的。芋頭屬於鹼性食品，能中和平日所食魚肉中的酸素，平衡身體的酸鹼值，並能幫助消化、治療便祕。

芋頭的吃法很多，無論煎、煮、炒、炸，甜、鹹、冷、熱都合適；平日烹煮食物時，不妨加入芋頭，不但能夠清除魚肉葷食的躁性，還能幫助消化吸收。

便祕時，以吃水煮的芋頭最適合，一次吃一個，可加些許鹽，此法非常有助於排便。

另外，將芋頭爆透之後再煮湯來吃，即具有清肺、止咳的功能。在夏天，可將芋頭與西米露同煮，待其冷卻後，即成清熱去火、治療咳嗽的甜品，但不宜加太多糖，以免聚痰。

蔬果小百科

芋頭爲多年生植物，適合栽種於濕熱之氣候中，八、九月爲產期，莖塊爲食用的部分。含有豐富的澱粉，可做爲主食食用。它還是理想的鹼性食品，有助於平衡體內酸鹼值，能幫助消化、止咳清肺。此外，對扭傷、神經痛和扁桃腺炎也很有療效。

健胃整腸天然祕方(二)

青青近來瘦了不少，上次見到她時，看她瘦了一大圈，還以爲她刻意節食減肥，狠狠地「虧」了她一頓。後來她說其實不是因爲減肥而瘦，而是最近腸胃有消化不良的毛病，已持續了一段時間，看到食物一點胃口也沒有，吃多了還會脹得難受，且積食難消；醫生說她的腸胃蠕動不良，最好多吃一點能幫助腸胃蠕動的食物，請問她該吃些什麼呢？

健康DIY

腸胃蠕動不良，是現代人常患的毛病，因爲現代人的飲食多是魚肉葷食，較缺乏瓜果蔬菜類的纖維質，自然對腸胃蠕動產生不良影響；有些人長期消化不良未治，最後產生了便祕、慢性胃病等症狀，弄到最後還得花錢上醫院，實在不值得。所以，爲了保持你的身體健康，從現在開始，請多攝取蔬菜水果，以維持均衡的營養。

玉蜀黍

被製成玉米油的玉蜀黍已被證實有降低膽固醇、防治高血壓及心臟方面疾病的功能，玉米油中所含的不飽和脂肪酸還能代謝血液中過多的脂肪，具有清血的功能。

玉蜀黍的功能的確很多，除了上述玉米製品所標榜的好處外，平時多吃些玉米，還可以刺激腸胃蠕動、幫助消化及排泄功能。

玉蜀黍的營養豐富，富含澱粉質，糖度也高，可做爲主食食用。平時患有消化不良、便祕症狀的人不妨多吃，將其與菜餚一起烹煮，或煮玉米湯，或水煮玉米都可以；但其中玉米湯的效果較差，最好還是直接食用。

如果使用玉米漿的罐頭，因其中含有較高的動物性油脂，患高血壓及心臟血管疾病者應避免食用過多。

蔬果小百科

玉蜀黍是禾本科的一年生植物，所結出的果實可分爲數種：有金黃色甜味種、零食甜味種，旱山蜜味種等：營養非常豐富，含有豐富的纖維質，故能助腸胃蠕動、治便祕。另外，對腎炎和冠心病亦有療效。

番薯

番薯對於刺激腸胃蠕動、治療便祕也很有一套。它不僅營養成分高，含胡蘿蔔素、維生素B_1、B_2及鈣質，且具有大量的纖維質，能促進腸胃蠕動，使大便通暢。

番薯很適合胃部下垂的人食用，能幫助消化。可將番薯以牛油炒熱，再加入些許的酒、薄薑片及糖食之，效果頗佳。

但要注意的是：胃酸過多、胃易脹氣的人不宜多吃；若要吃，可將番薯與薑一起磨碎，用水煮食，但不要加糖。由於番薯往往需要較長的時間消化，因此，胃常感不舒服的人，切記過了下午五點就不要再吃，以免影響睡眠。

蔬果小百科

一般人俗稱的番薯即「甘薯」，是旋花科蔓藤性的多年生蔬菜，除嫩甜的莖塊可食外，嫩葉亦可食。主要成分爲糖及澱粉，此外，它的皮也富含礦物質及維生素；番薯能促進生長、預防感冒、調理胃腸、治便祕，是有益健康的食物，常吃更能延年益壽。

蒟蒻

廢物、廢氣在腸胃內久積不洩，眞是令人難受極了；且長期患有便祕的人，還會因此引起皮膚粗糙、易生暗瘡；對於這種「美容大敵」的症狀，不妨試試蒟蒻的功效。

蒟蒻具有掃除人體內廢物的功效，並能改善便祕的症狀；平日腹中易堆積廢氣或是排便量少及排便不易的人，可多吃些蒟蒻，來幫助改善上述的症狀。

蒟蒻烹煮的時間不宜太短，長時間煮食會更有效；可與白蘿蔔、牛蒡、油豆腐等一起烹煮，但切記勿與辣椒一起食用，否則會使人容易神經衰弱。此外，蒟蒻還有降低體溫的作用。因此，處於經期中及生產後的婦女皆不宜食用。

蔬果小百科

蒟蒻的原產地傳說爲印度、中國等，但確實出處仍尚未得知。是由地下根所做類似豆腐的食品。顏色深黑，表面具有斑點，看起來雖不雅觀，但味道頗佳；它的熱量極低，且有整腸的功用。

海帶

海藻類的食品都具有整腸的功能，所以腸胃功能不佳的人，亦可多吃海帶來幫助消化，它對又乾又硬且不易排解的便祕也很有效。

海帶的吃法有很多，最常見的有煲湯、煮、滷、炒及醃等烹調法，喜歡清淡涼拌者，可將海帶與胡瓜一起加醋攪拌食用；喜熱食者，則可將其與肉一起煮食，但需注意烹調過程中不宜調味過重，口感越單純越好。

蔬果小百科

海帶又名「昆布」，是褐藻植物的海草，種類繁多。選擇時以砂較少、有光澤和乾燥者爲佳。海帶含有豐富的礦物質及纖維素，是鹼性食物。因富含維生素A，故能預防夜盲症和癌症；其含碘量亦高，對治療甲狀腺腫大很有功效。由於海帶沒有卡路里，所以也是預防肥胖的最佳食品；此外，它能使身體保持活力，對高血壓、心血管疾病亦很有療效。據說多吃海帶還能使頭髮烏黑且有光澤。

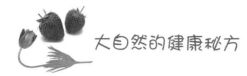

健胃整腸天然祕方(三)

外子的體質屬於燥熱型，因此只要體內過於燥熱，或是平時心情煩躁，就會出現便祕、咽喉發炎及腹部脹飽等等症狀；不知如此的身體狀況該怎麼吃，才能避免上述症狀的發生？

健康DIY

屬燥熱型體質的人，不適宜吃辛辣、蔥、薑、蒜等食物，因其體質的關係，若吃多了刺激性或熱性食物，則易患高血壓，腦部也容易充血，更易得便祕。所以此種體質的人應盡量多吃些寒性食品，才能使身體變冷、血壓下降、清火解熱。

當腸胃不適時，則要特別注意選擇較清涼的食品做爲療方。以下介紹幾種能清熱爽胃的食物。

白菜

白菜能使人體質變冷，且有很強的消炎作用，對於腦部易充血、胃部易脹氣、身體內火氣大而患便祕的人來說，是非常適合的一種蔬菜。

白菜的營養價值高，富含纖維素，所以能刺激腸胃蠕動，幫助消化，使大便暢通，還可解除燥熱，消除身體的各種不適。

烹調白菜時，隨著配合使用的材料不同而有不一樣的效果。不怕體質變冷的人，可直接吃白菜或喝白菜湯；而在經期中、生產後或流產後的婦女，若想吃白菜，則可將白菜與較熱性的薑、肉類或內臟共煮，來中和它的寒性，不過還是少吃爲宜。

蔬果小百科

白菜又名「青菜」，屬十字花科，品種很多而且容易栽種，因此四季都吃得到。白菜含有豐富的維生素和礦物質，其中以鈣、鐵、磷較多，此外還富含食物纖維。白菜有清除燥熱、幫助腸胃蠕動的功能，還能促進身體的新陳代謝；其內含豐富的維生素C，也有解毒、抗菌的作用，遇到中毒或是宿醉，就能發揮解毒、醒酒的功效，它的味道甘甜滑嫩，無論何時，都是家庭主婦的最佳選擇。

白蘿蔔

平日體內火氣大時，一般人都會想到吃白蘿蔔來消熱；其實，白蘿蔔的功效很多，對呼吸器官和消化器官尤其有幫助，但也因烹調方式的不同或所搭配材料的不同，因此生食或熟食所產生的效用也不同。

一般說來，多吃白蘿蔔可幫助消化、刺激腸胃蠕動，並促進新陳代謝，特別適合平日腸道機能衰弱的人食用。此外，若腸內易積存廢物或廢氣，則特別適合吃以水煮爛的白蘿蔔。

以白蘿蔔做爲食療的療方，往往需要較多的量，但一般人在平日食用蘿蔔，總吃不了多少；建議你不妨將整個蘿蔔連皮磨碎並榨成汁，在烹調食物時以此代替白水，這樣便可增加食用量。

要特別注意的是煮食白蘿蔔時，調味不宜過重，清淡即可。生的白蘿蔔有刺激性，其辛辣會刺激視神經，所以平日眼睛易充血、眼壓高的人最好不要吃。此外，曬乾的蘿蔔對排除體內的廢氣亦有效用，可將蘿蔔乾和蝦米、冬菇一起烹調食用，效果頗佳。

由於白蘿蔔爲寒性食物，體虛、血壓低、經期中、生產後的婦女要謹慎服用。

蔬果小百科

見「對抗感冒五帖」蘿蔔篇。

竹筍

在一般人的觀念裏，竹筍並非人人可食的食物，但它富含纖維質，能增強腸子的蠕動，是腸胃機能不健全的人很好的選擇。另外，它還能治療長期頑固的便祕症狀，特別是與牛蒡搭配食用時，效果更佳。

竹筍是寒性食品，血壓高、身體易燥熱，或是胃部凸出的人，適合多吃竹筍，以促進新陳代謝；但若是身體體質虛寒、怕冷的人，就盡量不要吃竹筍，以免引起腹脹或腹痛。

竹筍不但是患蕁麻疹、氣喘等過敏症狀者的禁忌食品；患有神經痛，以及易暈車的人也應該盡量少吃爲宜。由於它還含有多量的難溶性草酸鈣，因此患有腎炎或尿路結石者也應該盡量少吃，以免對身體不利。

蔬果小百科

竹筍因生長季節不同而有「春筍」和「冬筍」之分，屬禾本科竹類。竹筍爲竹子的嫩莖，肉質富含纖維質、蛋白質。新鮮的竹筍可以生吃，放久了會變老硬，並產生澀味。竹筍能夠清熱、消痰、促進腸胃機能，此外，其所富含的蛋白質還能提供身體養分、增加抵抗力、防止動脈硬化；唯在烹調時需注意，最好不要放太多刺激性的調味料。

健胃整腸天然祕方(四)

我是個在外住校的學生，平日大多都在學校附近的自助餐廳吃飯，自己烹煮食物來吃的機會是少之又少。長期以來，時常會有脹氣、消化不良的現象發生，偶爾還會便祕；我很討厭吃成藥，總覺得沒那個必要，最近朋友建議我不妨嘗試自然食療法，來改善情況，但礙於我無法在宿舍烹煮，所以想請問一下，是否可以吃水果來達到同樣的療效？

健康DIY

以蔬菜來做食療法固然不錯，但對在外住宿或平日不常烹煮的人來說，可真是一大麻煩；在外住宿的人也許缺乏烹調的設備，而不常煮菜的人可能上了市場也搞不清楚自己要買的是啥？如此一來，想以天然食物來食療似乎無法發揮其功效，因此，建議你一個既方便又省事的方法，就是以水果來代替菜餚，水果毋需烹調，吃起來方便，並且也能達到同樣的療效，不妨試試看！

以下就介紹幾種利於腸胃的水果：

李子

時常消化不良，或腸胃機能弱的人應常吃李子。它是屬於較寒性的水果，因此能有清熱、止渴的作用；在腸胃方面，李子的果肉可以消除積食、幫助消化，李子核則有潤腸、解除便祕的功效。

除此之外，李子還有利尿的功能，將新鮮李子三個，去核搗爛，加水攪拌呈稀泥狀服用，即可幫助排尿。

但必須注意的是：李子屬涼性水果，口味酸，多吃會損傷脾胃，不可食用過量；患有潰瘍病症及急性或慢性腸胃炎者更應少吃爲宜。

蔬果小百科

李樹爲落葉喬木，高達十米，果實呈球形，味酸甜、內有核，夏季爲成熟期，果肉能清熱、消積食。對慢性咽喉炎、肝硬化有不錯的療效。去核搗爛後用於外敷還能治瘡癤腫毒、皮膚濕疹等症。

鳳梨

在傳統觀念裏，有人認爲腸胃機能不佳時，應盡量少吃鳳梨，其實這個觀念是錯的。若遇有消化不良，反而才該多吃鳳梨，它對健胃整腸非常有療效。

凡遇消化機能減弱、胃脹腸氣時，可試試吃鳳梨，半斤的新鮮鳳梨，可依症狀的嚴重與否分一次或兩次吃完，或者是喝兩百～三百C.C.的新鮮鳳梨汁，亦有相同效用。

鳳梨不但能夠祛除腸胃中的積食及濕氣、促進消化，還有利尿、去水腫的功能，每日食用二～三次即可見效。此外，還可治療上吐下瀉，但若患有胃潰瘍及胃酸過多者都不宜多吃，以免引起反效果。

蔬果小百科

鳳梨爲多年生草本，肉質肥厚，表面佈滿「釘眼」，果肉呈黃白色，味酸甜、多汁，夏秋爲成熟期。能健脾解渴、消腫去濕，可與菜餚共同烹煮；將鳳梨切片炒雞肉，主治低血壓、暈眩、手足軟弱無力。皮膚有瘡癬、濕疹者切忌服食。

草莓

因胃腸積食而覺得腸胃脹痛，或胃口不佳時，吃些草莓最有功效。在飯前食用鮮草莓六十克，每日三次即可改善情況。

草莓不僅具有開胃、整腸的功效，還具有豐富的營養，富含糖類、維生素C，及鐵、鈣等礦物質，尤其適合平日挑食、食欲不佳的小孩子食用，能改善消瘦、營養不良的現象。

此外，因草莓富含維生素C，所以對缺乏維生素C的補充亦很有幫助，早晚各吃六十克即可。若將鮮草莓搗爛，加一杯冷開水服用，一日三次，則可治療小便不順所帶來的澀痛感覺。

蔬果小百科

草莓爲多年生草本植物，全株有柔毛，果實呈卵形或球形，成熟時呈鮮紅色，夏季爲成熟期。果實肉質多汁，味酸甜，含有豐富的維生素C。主要療效爲潤肺、生津、健脾；可治燥熱乾渴及咽喉腫痛。新鮮草莓還有解酒的功效，將鮮果九十～一百五十克洗淨，一次吃完即可見效。

桑椹

酸甜好吃的桑椹，在中醫裏是非常具有療效的水果。用桑椹製成的桑椹酒，據說可醒脾健胃、治療風濕及筋骨酸痛。

新鮮的桑椹則具治療便祕、消化不良等毛病的功效；若你遇到消化能力減弱、食欲不振的狀況出現，桑椹是很好的調養品，平日多吃一些，即能刺激腸胃蠕動，促進胃液分泌；對於解除暫時性或是長期的便祕很有療效。

如果買不到新鮮的桑椹，可到中藥材店去買曬乾了的桑椹，將曬乾的桑椹加水，及些許蜂蜜共煮成湯來飲用，亦有同樣的療效。

蔬果小百科

桑椹屬落葉喬木，高三～七米。果實細小，細密成串，成熟時呈紫紅色，肉質多汁，味道酸甜可口。桑椹的營養豐富，能夠滋陰補腎，對恢復病後的體力、頭暈、手腳無力很有療效。若因貧血引起口唇發白、手腳冰冷，桑椹亦是很好的療方，能補血強身。中醫還將桑椹製成桑椹膏，適合需長期服用的人選用。

芒果

易患腸胃脹氣的人，試試芒果吧！

芒果含有豐富的纖維質，能夠改善消化機能、祛除腸胃中的積食及積滯的廢氣。

建議腸胃較弱的人，不妨飯後來粒芒果，紅芒果或青芒果皆可，以幫助消化，並減輕因積食太多所引起的不適。若是症狀較嚴重時，可連芒果皮一起食用，效果更佳。

蔬果小百科

芒果爲常綠喬木，高五~十米。果實呈扁卵形或長橢圓形，有青芒果與紅芒果兩種。果肉肉質多汁、富纖維質，味道香甜可口，內有一個大核。

芒果除了能夠健胃整腸外，也有治咳、化痰的功能，可連果皮一起吃下，一日三次。另外，將芒果加水煎服還可治療皮膚水腫，若用以外敷，則可治皮膚炎及濕疹，一日數次，即可見效。

蘋果

民間有句俗話流傳：「一天吃一粒蘋果，醫生沒病人」。可見蘋果不但有很高的營養價值，而且對身體健康有很大的幫助。

腸胃弱的人，吃蘋果是最有效的了。凡關於腸胃方面的不適，如：消化機能不良、食欲不振、腹瀉，甚至慢性的長期腸胃病，蘋果都能發揮功效；若是平時無病，吃蘋果也能健胃強身、維持身體健康。因此，蘋果往往是拜訪親友、探望病人的最佳禮品。

若身體太弱，或是覺得直接吃蘋果太硬的老年人，可以喝蘋果汁，或吃蘋果膏來代替。若欲治療消化不良，每日可喝三杯三百～四百c.c.的蘋果汁；或者自製蘋果膏，即將鮮果一千克去皮、核，切碎後加蜜糖五百克，隔水將其燉爛即可。一日三次，一次兩湯匙，可治肺熱、咳嗽。

蔬果小百科

蘋果爲落葉喬木，高五～十五米。果實爲圓球形，外表光滑，有紅、黃、青等多種顏色。肉質厚、多汁，內有數枚種子。能補氣、健脾、生津、整腸健胃。每天多吃些蘋果，還能治療低血壓；妊娠嘔吐、食欲不佳的婦女，亦可取新鮮蘋果皮三十～六十克，加水煎煮以代茶飲；另外，亦可做爲疾病治療期間或癒後的「營養補品」。

木瓜

木瓜是很適合腸胃不好的人吃的水果。每天若能夠吃一、兩個木瓜，即能達

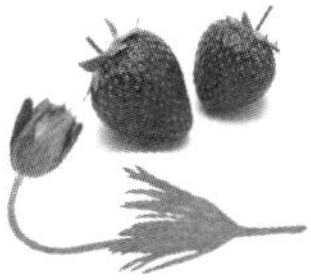

到去積食、促進消化、健胃整腸之效。易患便祕的人如果多吃木瓜，即可排便無礙。

木瓜子亦可以治胃病，將木瓜子掏出，加冰糖及水，以溫火燉熱即可食用，療效甚佳。

要治療腸胃不適、積食不化及胸腹脹痛，吃青木瓜（即未完全成熟的木瓜）較具療效。木瓜中含有木瓜素，此乃一種蛋白分解酵素，與我們身體內專門負責消化食物的胃蛋白酶相同，而青木瓜中的蛋白分解酵素作用較強，食用後效果更好。

蔬果小百科

木瓜是熱帶草木喬木，高二～七米。果呈卵圓形、表面光滑；未成熟時爲綠色，成熟後呈橙黃色。肉質豐厚，內有大量黑色的子，夏季爲成熟期。能滋養美容、消積食；產後婦女可將木瓜膈水燉爛後服用，以補充乳汁；將鮮果搗爛，加醋三十克、鹽三十克，拌勻後榨取汁液，用於外敷可治療濕疹、各種體癬及老年腳爛之症。

預防高血壓、膽固醇過高法寶(一)

媽媽在此次的健康檢查中，發現自己有高血壓，醫生囑咐她要注意平日的飲食；這讓平日被譽爲「美食家」的媽媽怨歎不已，面對著食物，她總得告訴自己：這個不能吃，那個不可碰；好像患了高血壓，就什麼都成了「危險食物」，難道沒有一些食物是高血壓患者可以放心食用的嗎？或者具有防治的療效？

健康DIY

現代人的飲食由於攝取過多的油脂、鹽分，往往會引起心臟血管方面的疾病，其中最普遍的就是高血壓。高血壓的患者若不注意平日的飲食，就很容易引起其他疾病，如腦中風等，所以平日應酬多且四十歲以上的人，必須特別加以留意。

高血壓患者的飲食首重「減少鹽分」；且要增加鉀離子的吸收，一般健康的人一日平均攝取鹽分十二公克，但若患高血壓則最好減少至八公克以下，有些醫生甚至限制病患的鹽分食用量不得超過每日五公克。

簡單的鹽分測量方式，就是平日飲食中「不感覺鹹味」，但如此一來不免使食物不美味；因此建議你不妨多利用酸味、甜味，或些許的辣味來調味，以取代鹽分，如此，即可避免「食不知味」的痛苦了。

而鉀離子的吸收則可藉食用維他命丸來補充，或使用「鉀鹽」（代鹽的一種，以鉀代替鈉的鹽）來烹煮食物。

只要注意鹽分的攝取，任何食物多少都可以食用而毋需擔心。但瓜果蔬菜中，有一些是對高血壓症狀有積極療效的，高血壓患者們不妨多吃，以治療病症。以下為大家介紹五種蔬菜：馬鈴薯、洋蔥、空心菜、芹菜及白菜，這五種蔬菜，對高血壓的治療都有很大的功效。

馬鈴薯

患有高血壓的人，總是時時地在擔心：血壓又升高了，怎麼辦？

有這樣顧慮的人，不妨在三餐吃些營養可口的馬鈴薯，它可使你的血壓下降，不再升高。因爲馬鈴薯含有極豐富的鉀離子成分，可與鈉質一起作用，幫助心臟肌肉收縮，來達到防治高血壓、保持心臟及腎臟健康的目的。此外，馬鈴薯是鹼性食品，多食用可維持血液酸鹼度的平衡、促進細胞的新陳代謝，保持體內的正常滲透，對健康非常有益。

馬鈴薯的烹調方式很多，對抗高血壓皆有效，唯有速食店中的炸薯條不可食用，因其所含的鹽分、油脂過高，吃了反而有害。

蔬果小百科

馬鈴薯屬茄子科草本植物，食用部分爲地下莖，呈長圓形塊狀，對各種不同的土質，皆能很快適應，因此全年都可以吃到。含有豐富的澱粉，故可做爲主食；其內還有維生素C及礦物質，能健脾、補氣、解毒。對預防高血壓甚爲有效；其所含的鉀質對改善過敏體質和止血也很有效。食用時必須注意：馬鈴薯如已發芽及出現綠黴現象則絕對不可以食用，因其含有毒素，吃了會引起食物中毒，嚴重時還會有生命危險。

洋蔥

洋蔥因有一股辛辣味，所以有許多人不太喜歡吃；事實上，洋蔥是一種非常有益健康的食物。

洋蔥有淨化血液、防止動脈硬化與使血栓溶解的功能。並且，它所含的「蘆丁」成分，還能使毛細血管保持機能的正常，有強化血管的效用，對預防高血壓及腦中風非常有效。

平時生吃或熟食都可以，一次以一個爲限，不但能防治高血壓，更能促進消化、治療便祕。其所含的硫化物，與體內的維生素B_1互起作用，即可促進人體的新陳代謝，使人精力旺盛，更有活力。

蔬果小百科

洋蔥又名「蔥頭」，是多年生草本植物，食用部分爲鱗莖，近球形或扁球形，收成期爲六～七月。其特別的辛味來自一種硫化物，此外，還含有豐富的維生素和纖維質，對身體很有益。可平肝、潤腸；將洋蔥搗爛用來外敷，還可以治療瘡傷、皮膚潰爛等症。用洋蔥來防治高血壓者要注意；由於洋蔥是高鹼性食物，平日缺乏胃酸者，不宜多吃。

空心菜

空心菜即俗稱的蕹菜，對降低血壓也很有療效。

高血壓患者若常覺得頭暈目眩，空心菜是很好的療方，不僅能降低血壓，還能防止頭痛。食用時，可將其燉湯，或是水煮，都有治療的功效。

空心菜能發揮降血壓的效用，主要是因其富含鈣質，能幫助心肌收縮、維持心跳規律及血壓正常。此外，其所富含的纖維質，還能治療便祕，促進腸胃正常的蠕動。

但也由於其降血壓的療效強，故平日有低血壓或貧血的人，應盡量少吃。空心菜屬於寒涼性蔬菜，故可清熱；但身體虛弱、體溫不足的人也不宜食用。

蔬果小百科

空心菜屬旋花科的一年生草本植物，莖柱中空、有節，耐熱力極強，宜於夏季栽植。營養價值很高，且味道清爽甘美，是夏季的理想蔬菜。除了能降血壓，空心菜還能清熱解毒，不論是食物中毒或是被蟲蛇咬傷，都可以用它來食療或外敷以解毒、散腫；另外，它還能爲糖尿病患補充流失的蛋白質，幫助糖分的代謝，是療效相當廣的蔬菜。唯其屬寒涼性，身體寒涼者要小心食用。

芹菜

想瘦身愛美的人都知道，芹菜是頗被提倡的自然健康食品。它的熱量極低，但卻含豐富的維生素、礦物質及大量的食物纖維，不僅能增強身體機能、保持肌膚健美，且有助於消化，解除便祕現象。

其實，芹菜所含的豐富營養成分，還能夠淨化血液，並達到降血壓的功效。因此高血壓、膽固醇過高的患者，不妨多吃芹菜；選用新鮮的芹菜根，以冷開水洗淨，再將其搗爛攪成汁，加入適量的糖或蜂蜜飲用，每次約四十c.c.，一天三次，即可降低膽固醇及血壓。

芹菜除了降血壓外，還有鎮靜的作用，所以平日患有神經痛、腹瀉、風濕等症的人，更應多吃芹菜，可收多重功效。

蔬果小百科

芹菜爲一年生或二年生草本植物。莖直立，葉柄長，有粗糙的纖維，香氣獨特。營養成分高，其獨特的「精油」成分，可增進食欲、幫助消化；另外，它還有補血的功效，對女性特別有幫助，可促進荷爾蒙分泌、增強性機能、治療冷感症。更可保持肌膚美麗、有彈性；其鐵質含量高，對缺鐵型貧血患者亦有幫助。

白菜

在前面「健胃整腸」篇已介紹了白菜對促進腸胃機能的療效；事實上，它對降低血壓也是非常有幫助的。

因爲白菜屬寒涼性質的蔬菜，常吃會使身體變冷，血壓穩定不升高；所以，對患有高血壓、腦部易充血的人來說，白菜是非常理想的食物。

白菜的做法無論炒、煮或熬湯皆宜。在冬天，可將白菜做爲火鍋的材料，或與肉丸一起煮了吃；不過，對高血壓患者，可將白菜、油豆腐、木耳一起炒來吃，如此的療效最佳。

蔬果小百科

見「健胃整腸——白菜」篇。

預防高血壓、膽固醇過高法寶(二)

我因爲工作的關係需要常常應酬，吃吃喝喝自是免不了；但自從發現自己患有膽固醇過高的症狀後，每次吃東西總有所顧忌，深怕自己一不小心又使血壓增高。

時常聽人說若膽固醇過高，該吃些這、吃些那；當然，禁忌也不少，聽來聽去都搞迷糊了，到底該吃些什麼才能幫助降低膽固醇及防治高血壓呢？

健康DIY

現代人由於吃得太好，營養過盛，所以年紀輕輕就患膽固醇過高的人不在少數。膽固醇較高的人往往也易產生高血壓；最近幾年更有不少壯年人因罹患高血壓而引起腦中風，的確值得大家注意。

唯有均衡的營養，才能預防高血壓的發生，若是已患膽固醇過高，或是高血壓者，更是需要注意平日的飲食。食物中，瓜果蔬菜具有防治膽固醇及血壓過高的功能，以下即爲大家介紹一些極有療效的蔬菜。

青蘆筍

青蘆筍是市面上常見的「貴價蔬菜」，其營養價值自然是不在話下，爲一般人公認的「健康食品」。

青蘆筍的營養非常豐富，除了蛋白質、醣類、維生素和礦物質外，還含有一種特別的成分——蘆丁。據說這種成分對防治心臟血管疾病很有效，特別是高血脂型心臟病、高血壓及動脈硬化等病症。

患有高血壓的人不妨多吃蘆筍，一般健康的人亦可多吃，以達到預防的目的。若你的膽固醇過高，那麼，你就極有可能成爲高血壓的患者，所以平日也該多買些來吃，雖然它的價格較貴些，但絕對是物超所值的。

蔬果小百科

蘆筍屬百合科的多年生植物，有青色及白色兩種。青蘆筍是因其發芽後，受到陽光的照射，故全株呈青色。白蘆筍則全株呈奶白色，屬淡色蔬菜。其營養價值高，且富含纖維質；除了能預防高血壓和癌症外，亦能幫助腸胃的蠕動、促進消化機能。但需注意的是：患有痛風及糖尿病的人不宜多吃青蘆筍，但身體虛弱、易患貧血症的人則可多吃。

蓮藕

膽固醇過高的人，最適合多吃蓮藕了。

蓮藕是一種淡色的高纖維蔬菜，極富營養，近來在美國受到高度重視，並被列爲重要的健康食品之一。因其富含纖維質，所以能刺激腸胃蠕動，促進體內有毒的物質盡速排出體外，減少膽固醇以及糖分，對降低膽固醇及血壓頗具療效，更是糖尿病患者的最佳食品。

將蓮藕用來炒、煮、煲湯都非常的美味可口，但還是以生吃及榨汁最有療效。此外，若是平時沒時間去買或處理新鮮蓮藕，在市面上亦有賣加工製成的藕粉，加水沖泡即可食用，非常方便；也可買糖藕片來吃，雖沒有新鮮蓮藕來得有效，但也是很好的食療補品。

蔬果小百科

蓮藕是睡蓮科蓮的根莖。可說是全株上下都是寶，舉凡從葉、梗、花托、雄蕊、種子（即蓮子）、及胚芽（即蓮心）皆可入藥，是價值非常高的食品。維生素C的含量特別多，有美化肌膚、防止出血、保持肝臟健康等功效；又富含鐵質及丹寧酸，能夠治療潰瘍和貧血症。當然，促進身體健康、防治高血壓及膽固醇的療效更是不在話下。

金針菇

金針菇是一種非常好的烹調配料，營養十分豐富，並且味道非常鮮嫩可口，近來更是火鍋中頗受歡迎的蔬菜。

金針菇屬多糖類，含有豐富的蛋白質，能夠降低血壓及血液中膽固醇的含量，對於預防肥胖症、糖尿病及動脈硬化非常有功效。

用金針菇做菜，能增加食物的鮮味，又可促進身體健康，值得大家多多食用；但因其菜性較寒涼，身體虛寒、體弱的人則應節制。

蔬果小百科

金針菇稱「金菇」，是一種品種優良的菇類，多呈白色或淡褐色，肉質柔軟，菌柄呈空心圓柱形，富彈性，含有豐富的纖維質和維生素C及B_2。能增進食欲、幫助消化，對治療便祕特別有效；還能降低膽固醇、預防動脈硬化，是烹調時非常理想的配料。

山藥

山藥被稱做是「神仙食品」，古時候被認爲是仙人用來保持長壽的食品，也是道家平時養生的主食。日本人甚至還將山藥視爲增強精力的食品，認爲它不僅能提高生殖力，還能強壯身體、使人返老還童。

姑且不論山藥是否眞有「返老還童」的功效，但它具備滋補脾胃、增強體力、降低血壓的療效是不置可否的。

患有高血壓的人，不妨將山藥和海藻一類的食品一起煮成湯後飲用，很有療效。另外，山藥雖然富含澱粉，但因也含有能分解澱粉的消化酵素，所以儘管飽含澱粉質，多吃也不會發胖，是糖尿病患者的最佳療品。

蔬果小百科

山藥爲多年生纏繞藤本植物，莖塊肉質，呈圓柱狀，長可達約一點五公尺。主要成分爲蛋白質、澱粉及脂肪等。能滋補脾肺、固腎強精；正在發育中的小孩吃了，可促進生長。此外，山藥對於穩定血壓也有顯著的療效。

海帶

對於海帶的妙用，在前面「健胃整腸篇」已有詳細的介紹，它除了能整腸、改善便祕外，還有許多的功效。

海帶含豐富的營養成分，能增強體力，保持青春。除此之外，更具有降低膽固醇及血壓的作用，能夠有效的防治冠心病、糖尿病及動脈硬化等成人病。

患有上述病症的患者，不妨多吃海帶，但在經期中、生產過後的婦女則不宜多吃；一般說來，它是非常好的食物，並且適合各種不同的烹調法，但仍需根據用途分別使用，以達最大的功效。

蔬果小百科

見「健胃整腸—海帶」篇。

高血壓與腸胃療方

公公婆婆都患有高血壓，平時除了以吃藥來控制血壓外，也很注重飲食習慣。但是他們兩人的腸胃狀況卻恰恰相反，一個脾虛易腹瀉，一個則患有長期便祕；就腸胃機能來說，應付此兩種症狀應是有不同的療方；但又因兩人都患有高血壓，因此在選用治療高血壓的療方時，不知是否該有所分別？還是能配合腸胃狀況來烹調？

健康DIY

高血壓患者的體質不盡相同，選用療方時，當然得依各人的身體狀況來決定；有些食品雖有助於降低血壓，但對身體虛弱的人卻容易引起腹瀉，在如此情況下，脾虛泄瀉者，就當盡量避免食用；相反的，如患有便祕的人，則可選擇一些不僅能降低血壓，又能治療便祕的療方來食用，可收雙效，一舉兩得。

茼蒿

茼蒿富含維生素A及食用纖維，對調理腸胃機能有神奇功效，能刺激腸胃蠕動、解除便祕之苦。

另外，茼蒿具有特殊的芳香氣味，其所含的氨基酸和揮發性精油能令頭腦清醒，且兼有降血壓的效能。

常吃茼蒿菜，對患有高血壓及習慣性便祕的老人家來說，特別適合。它同時能發揮兩種功效，並且對補腎、增強記憶力也有裨益；茼蒿還含有大量的鈣質，可增強骨質的堅韌性，對骨折亦有預防作用。

相對的，茼蒿雖能降血壓，但卻不適合腹瀉者食用，易腹瀉者應避免食之，以免病情加劇。

蔬果小百科

茼蒿是菊花科一年或越年生植物，有獨特的芳香氣味，可使頭腦清醒；略爲烹煮即相當柔軟，是火鍋中不可欠缺的蔬菜。此外，它還能調理腸胃、消熱止咳；其所含豐富的鐵質，可幫助製造新血液，對貧血患者很有益。

香蕉

香蕉能幫助腸胃的蠕動，可將平日一起吃的魚、肉類食物一起消化，對於解決便祕的問題特別有效。

一般人對香蕉能幫助消化時有所聞，卻鮮少人知道它還能降低血壓。患高血壓及便祕者，以新鮮香蕉去皮五百公克，加黑芝麻十五克一起攪拌，一日內吃完，即可同時降血壓及治療便祕，頗具療效。另外，香蕉皮及其果柄亦有效用；將皮及果柄六十克，加水煎服，每天三次，即可做爲預防及治療的療方。

香蕉雖可幫助消化，但腸胃不好或患胃潰瘍者都不宜吃，以免造成相反的效果；此外，容易感冒、腹瀉者也不可吃香蕉。

蔬果小百科

香蕉爲多年生草本植物，高三～七米，葉形極大。果實呈圓柱形，稍彎，表面光滑，呈綠色或黃綠色；成熟時呈黃色，皮內肉質豐厚，甜滑香嫩，無種子。含大量澱粉、蔗糖、蛋白質等，能清熱、利尿、通便及降血壓，據說孕婦吃了還有安胎的作用，是夏季理想的水果。

木耳

除了茼蒿與香蕉之外，還有一種食物能預防高血壓，但容易腹瀉的人卻不適合吃，那就是木耳。

在午餐前食用木耳，可促進體內的新陳代謝，將多餘的廢物排出體外，對於容易便祕的人，是不錯的食品。但過了午後三點，木耳在體內會起不同的作用，所以，想吃木耳的人，最好把握午餐前的時間食用，三點以後，就不要吃了。

腦部易充血、患高血壓的人亦適合吃木耳；而身體健康的人，平時常吃木耳也可以達到預防高血壓及動脈硬化之效。

蔬果小百科

木耳又名「雲耳」，屬眞菌科，於春、夏、秋季雨後生長於桑、槐等闊葉型朽木上。中國多有生產，有黑、灰、黃灰等多種顏色，呈半透明膠體。主要營養爲膠原蛋白質、糖、脂肪、礦物質等，能潤肺補腦、益氣強身；還可預防高血壓、調節神經、痢疾、手腳抽筋麻木及抗癌，是一種療效很廣的食品。

糖尿病、高血壓療方

現代人常患的文明病總是多樣且複雜，我就常聽到許多人不只罹患一種病症，像我母親就同時患有高血壓及糖尿病；平日的食膳料理特別麻煩，禁忌比誰都多，像有些能降血壓的療方，就不適合她吃；請問有哪些食品是能同時兼具兩種療效的？

健康DIY

糖尿病是種需要完全控制飲食的病症。主要需節制澱粉、糖分的攝取量。因此在選擇食物時，應盡量避免高糖分及多澱粉類的食品；且在烹調時也最好少放糖。

有些食物的確兼具降血壓及降血糖的功效，建議有糖尿病的高血壓患者不妨多吃。在此爲你介紹豆苗及香菇兩種有效的療方。

豆苗

豆苗是蔬菜中價格很昂貴的一種，但由於它的味道鮮嫩可口，所以仍然廣受一般人喜愛。

豆苗含有豐富的鈣質，能幫助肌肉收縮、維持規律的心跳；加上維生素及礦物質的綜合作用，還可預防高血壓。

此外，豆苗亦能控制糖類的攝取，對於身體代謝紊亂、胰島素失調的糖尿病患者，是絕佳的食療品。

因此，患有高血壓及糖尿病的人，多吃豆苗絕對錯不了。

蔬果小百科

豆苗是「豌豆」的幼苗，屬豆科植物。由於摘取豌豆芽長出的嫩葉，不僅所需的人工、時間較長，而且收穫量也較少，故價格較一般蔬菜昂貴；產於冬季，色澤濃綠，營養豐富。除了能控制糖尿病病情、防治高血壓外，平時多喝以其磨榨的蔬菜汁，更有助於養顏美容。

香菇

香菇不僅在素食中是非常受歡迎的食品，在葷食中亦是非常受重視的配菜之一。因爲它不但美味，而且營養又豐富，被認爲是抗癌的最佳食品。

香菇除了抗癌的功效外，還含有降低膽固醇的特有成分，對降低血壓也非常有幫助。其所含的食物纖維，更是排除體內有害物質及廢物的功臣，對於預防肥胖、高血壓、動脈硬化等心臟血管疾病均有功效；尤其對糖尿病患特別有益，是不可多得的健康食品。

另外，因其纖維質能促進腸胃蠕動，故能解除便祕；平日大便不順暢者亦可常食用。

蔬果小百科

香菇又被稱做「冬菇」，屬擔子菌類寄生的食用植物，品種繁多，顏色也不盡相同。香菇肉質豐厚、莖短，傘邊向內捲。營養成分豐富，含有一般蔬菜所沒有的麥角苗醇，它在人體內作用可轉變爲維生素D，能增強人的抵抗力，主要療效在於治慢性肝炎、腎炎、降低膽固醇及高血壓，對應付惡性貧血及抗佝僂症也很有效。

提振精神最佳療方

小林是位跑業務的高手，在公司的業績一向「長紅」，大家都欽羨不已。可是最近他卻有些倦怠，好像哪兒都懶得去，做事一點也不積極；他說最近自己的身體大不如前，每天都睏倦得提不起勁，可是又明明沒生病，這種情形已有兩個多星期了，是不是能建議他吃些什麼來改善疲憊不堪的身體狀況呢？

健康DIY

生活過於緊張、忙碌，容易使人的身體狀況失衡，儘管不是生什麼大病，也是成天精神不振、疲勞不堪。

在面對這種情況時，有些人索性以咖啡或提神口服液來求得暫時的清醒，但這樣仍舊不是長久之計，況且刺激性的飲料容易導致其他副作用；至於有些人則尋求昂貴的補品，若是你的經濟情況良好，那麼選用昂貴的食補藥材也無妨，可是若你只是個固定的薪水階級，這麼做就未免太過勞民傷財。

其實，平日所吃的瓜果蔬菜中，有許多就具有提神醒腦的功效，不但廉價實惠，而且絕無上癮及副作用的發生。若感覺精神不濟，除了以休息及睡眠來補充體力外，多吃些有療效的瓜果蔬菜，保證讓你活力再現。

大蒜

市面上有售以大蒜精製成的膠囊藥丸，標榜可以促進新陳代謝，對提振精神有神奇的功效。不過，與其爲花錢去買這種市售「補藥」，何不直接試試新鮮又實惠的大蒜呢？

食用新鮮大蒜的方法很多，無論是生吃或與菜餚一起烹調，都能達到同樣的功效，由於大蒜可增強活力，且含有蒜酵素，能將體內的養分充分轉化成爲能量，促進血液循環、提振精神，所以有些人甚至認爲它可「壯陽提精」，事實上，是由於吃了它，使你的體力增強，才連帶得使你「精力旺盛」。

不過，大蒜的刺激性較重，對腸胃弱的人不太好，最好少吃；但若是腸胃健康的人，吃大蒜不僅可以提振精神，還能促進腸胃功能呢！

蔬果小百科

蒜是百合科多年生植物的麟莖，是烹調中重要的辛香佐料，其所含的特殊大蒜素可以入藥，且頗具療效。大蒜濃烈的蒜素，具有強烈的殺菌效果，能預防及治療感冒和結核病，甚至有治癌作用。常吃蒜頭，更可預防動脈硬化、高血壓、失眠症及畏冷症，是療效很廣的食品。

檸檬

檸檬是衆所皆知的「美容聖品」，卻不知原來它也是可以使你充滿活力的水

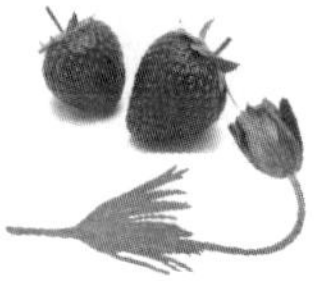

果喔！

因爲檸檬富含檸檬酸，能刺激身體內的細胞，分泌腎上皮質素；當疲倦時來點檸檬，保管使你立即充滿活力；尤其是對運動後所引起的疲勞反應，檸檬也是最好的提神劑。

此外，檸檬含有大量的維生素C，不僅能補充身體所需，還能有效預防感冒，增強抵抗力。

若是勞累過度，全身酸痛無力，檸檬的果核則能發揮更大的效用；將果核三克研磨成粉，以米酒服送，更能收效。

唯需注意的是：患胃潰瘍、十二指腸潰瘍或胃酸過多者不宜食用檸檬。

蔬果小百科

檸檬爲常綠灌木，高三～五米。果實近圓球形，表面爲黃綠色或黃色。多汁，味極酸，內有種子；初夏爲成熟期。富含維生素A、B、C，能生津、止咳化痰；去皮後搗爛，再泡開水飲用則能消暑解熱。此外，還可煮粥食用，能促進腸胃機能、改善消化不良等症狀。

金針菜

若是感到疲倦煩躁，金針菜是你用餐時不錯的選擇，因爲它有著與百合科植物極爲相似的花蕾，而百合即俗稱的「忘憂草」，對治療神經衰弱、心煩、失眠很有效，所以不難理解金針菜也具有安定神經的作用。

若你常因運動不足，或腹部脹氣引起疲倦、背酸及精神不安，就要多吃點金針菜，金針菜能幫助體內廢氣的排出，而使身體感到輕鬆自在，疲倦感也能隨之消除。但記得在食用以後，要時時培養自己運動的習慣，千萬不要反而怠惰運動，而造成惡性循環。

金針菜有幫助消化的特性，因此並不適合容易腹瀉的人多吃。

蔬果小百科

金針菜屬百合科，爲多年生宿根草本，又稱做「黃菜花」。含有大量的蛋白質、脂肪、糖類、礦物質及纖維質。肝火旺盛而脾氣暴躁者適合多吃金針菜，可清肝火、降肺熱。此外，金針菜還可養血通乳、明目補身，很適合產後的婦女食用。

蓮子

如果你受不了大蒜的強烈氣味，那建議你試試清爽可口的蓮子湯。

蓮子一樣有補心益脾、提振精神的效用。若是因失眠及精神不濟引起頭昏眼花、四肢無力的情形時，即可以多吃蓮子來改善；我們一般因苦味而去掉的蓮子心也具有療效，所以最好留下不要丟掉，將其加鹽、水沖泡，於睡前服用，效果相當好。

蓮子湯是冬夏皆宜的甜品，冬天可趁熱喝，夏天則可冰涼飲用，兩者都能達到清火潤肺、安神醒腦的作用。蓮子湯內可加入冰糖、木耳一起烹調，無論是新鮮或乾燥的蓮子，都一樣有效。

蔬果小百科

蓮子是蓮的種子；蓮是屬睡蓮科，別名「荷花」。蓮的葉、花、蓮蓬、蓮蒂、種子均可入藥，很有價值。蓮子可治久痢不止、勞心吐血、遺精；蓮子心則可治勞心吐血，在一般中藥店都買得到。

紫蘇

紫蘇常被用來做為烹調時的香料或配菜，其特有的香味具有很強的防腐能力，可防止因食魚、貝類等引起的中毒，是吃生鮮海產時常見的配菜。

在夏日精神不濟、胃口不開時，可將紫蘇加少許鹽和在飯中一起吃，便能增進食欲。只要能增進食欲，多攝取營養的食物，自然精神體力就會恢復了。這對於正在發育中的孩子也很有幫助，不但能使他們的頭腦靈活，更有促進發汗、鎮靜的作用。

蔬果小百科

紫蘇爲一年生草本植物，莖直立，葉對生，邊緣呈鋸齒狀，兩面皆呈綠色或紫色，或僅下面紫色。紫蘇葉的味道辛辣，能驅毒散熱，也能治療感冒與風寒，將紫蘇葉、蔥及生薑加水煎服即可收效。此外，還可治急性腸胃炎、孕婦胎動不安，但氣虛身體弱者則不宜多吃。

韭菜

韭菜跟大蒜一樣有股特殊的氣味，消除疲勞、提振精神的功力也不亞於上述的幾種食物。

韭菜含有一種特殊的硫化物，能促進人體消化酵素的分泌，使維生素B_1能迅速地被人體吸收，所以疲勞時，可多吃些韭菜，不僅可以提振精神，還能增強體力。

一般韭菜比較常被用來烹調，但其實若不怕它的腥辣味，倒是可以試試直接榨汁服用，可以具備更佳的效果。韭菜性溫，所以對於平日身體虛弱、易盜汗的人很有療效；根據中醫的說法，它不但可以活血，還可以暖腰膝、壯陽固精。

身體衰弱、怕冷的人應多吃韭菜，或喝韭菜汁，在韭菜汁中加些紅糖飲用，更有療效，甚至能治療神經痛。

蔬果小百科

韭菜屬百合科的多年生草本植物，葉含蛋白質、脂肪、碳水化合物及維生素等營養成分，味辛、性溫，對身體虛弱寒冷者特別有益，可消渴、治療消化不良、腹瀉及跌打引起的腫痛。用於外敷則可治療汗斑、蕁麻疹。因爲它有溫、辛的特性，所以陰虛火旺、發高燒者及孕婦服用時都要特別小心。

薑

薑亦是屬於刺激性的食物，除了是烹調必備的辛辣蔬菜外，在中藥中，也是不可缺少的藥材之一。

薑的揮發油有增強血液循環的作用，加速人體的新陳代謝、促進發汗，故與蔥、蒜一樣，能使人的神經興奮、活力旺盛。

薑屬於熱性食物，能促進發汗、調節體溫，因此特別適合女性在經期間，或是產後做月子時服用。一般來說，老薑的藥效較強，乾燥後則更有效。但容易充血、發炎，出血的人最好不要食用。

蔬果小百科

見「對抗感冒五帖——老薑」篇。

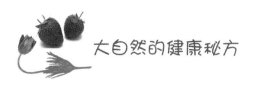

去暑解熱、清涼六品

期待了好久的環島旅行終於展開，這是我們幾個死黨期盼已久的心願。原本是萬無一失的旅程計畫，沒想到天公不做美，日日烈陽高照，幾天下來，險些被晒成人乾，一路上頭暈發熱，小林甚至發燒不退，因此只好在一個地方多做停留，希望等體力較恢復後再上路；我們自知是中暑了，所以總是在陰涼的地方休息，喝喝鹽水，這雖有助於減輕症狀，但似乎無法完全消除暑氣，請問是否能吃些什麼來幫助消暑呢？

健康DIY

炎炎夏日裏，在陽光下曝晒過久，以致身體吸收了太多的暑氣，產生中暑的現象，是許多人都有的經驗。其症狀不外乎頭暈、發熱、四肢無力，嚴重時還會發燒不退，甚至昏倒。

在碰到這種情形時，若是不多加注意，則可能會拖上好幾天，甚至會暈厥不醒、脫水，或引發其他的併發症。所以，當中暑時，千萬不要因其後果不嚴重就掉以輕心，因爲若不徹底清除體內的暑氣，一旦只要再遇熱，症狀就又會復發。

除了讓身體保持在陰涼處、多喝水，或用冰枕降低身體溫度外，還要求助於一些能解暑祛熱的食品，以達到徹底的去暑。

現在，就來介紹幾種天然的消暑蔬果，多吃它們，包管你暑氣全消，清涼一夏。

椰子

在東南亞的人都知道，在吃完辛辣濃烈的食物後，來杯椰子汁，最能清火降熱；甚至在許多冰涼的甜品中，它也是不可缺少的材料。椰子不僅風味獨特，更重要的是它具有消暑的作用。

若是不慎中暑了，趕快買杯椰子汁來喝，早晚各一杯，保證暑氣全消，清涼舒暢。椰子汁的屬性極涼，多喝不但可以散熱，還可清除因悶熱而引起的虛火上升；亦能消渴、利尿，是最好的解暑食品。

蔬果小百科

椰子是熱帶常綠喬木，高可達三十米。葉型大，葉果均長在頂端。果實略呈圓形，外表光滑，呈黃色或綠色，裏面有一層很厚的乾纖維層，纖維層內有硬殼，殼內有白色的果肉，味香甜，營養豐富；果肉層內有一空間，內含大量汁液，香甜可口，於夏季盛產。

椰子汁能消暑熱、止渴，及治療水腫；同時，白色的果肉也很有效用，早晚各服一次約半粒椰子的果肉，可治療便祕；年老體衰者，也可常吃椰肉做成的糖片，對體力的恢復有顯著的效果。

苦瓜

苦瓜是蔬菜中最能降火祛暑氣的。它的性質清涼，帶有苦味，是中暑時的最佳療方。

要治療中暑及中暑引起的發熱、腫脹，可將新鮮苦瓜切片、去子，加水熬煮成茶湯飲用；另外，亦可將苦瓜榨成汁，再加入開水稀釋飲用，如此也能達到同樣的效果，對於制止腹瀉也很有用。

苦瓜不但能祛暑氣，還能降火氣；一般人若是因肝火旺盛而引起口苦、口臭、青春痘、眼睛模糊，也可以多服用苦瓜湯或苦瓜汁，效果非常顯著。

蔬果小百科

苦瓜爲一年生的攀援草木植物。果實爲紡錘狀，有疣狀突起，成熟時呈橙黃色，味道苦澀。屬寒涼性，能消熱解暑，並可治療胃疼、痢疾、眼紅疼痛等症。由於苦瓜屬於涼性蔬菜，脾胃虛寒者要少吃。

冬瓜

炎炎夏日，來罐冬瓜茶最能退火了。在以往大量罐裝飲料還沒有上市前，家庭主婦們都很喜歡在家自製冬瓜茶，香甜可口，又能退火解熱，是夏日最佳的清涼飲料。

除了用冬瓜糖熬煮成茶外，也可以買新鮮的冬瓜來煮食，效果也非常好。若是有中暑現象，不妨以新鮮的冬瓜，加些許冰糖熬成湯汁飲用，也會有清熱消暑的效用。

此外，冬瓜皮也有清熱的功能，取少許的冬瓜皮加水煎煮成湯飲用，即可見效；如果因排泄不良或患蕁痲疹，飲用冬瓜皮所煎煮的茶汁也很有效。

蔬果小百科

冬瓜爲一年生葫蘆科草本植物，果實很大，呈長圓柱狀，果肉厚，呈白色，有白色種子。冬瓜性涼，能消痰解熱、利尿、消腫。糖尿病患者也很適合吃冬瓜；喝不加味的純冬瓜汁則可以治水腫；如果吃了不潔的食物而引起食物中毒，冬瓜亦是解毒良藥。

綠豆

綠豆的營養非常豐富，含有蛋白質、脂肪、碳水化合物、礦物質及維生素等。性涼，可以清熱解毒、消渴。最簡單的方式便是煮成綠豆湯，加入些冰糖，在夏日飲用，能預防中暑，是老少咸宜的療方。

若想吃鹹的口味，則可將綠豆、冬瓜、荷葉及海帶共煮，亦能達到解暑的效果。此外，也可和百合煮成綠豆百合湯，甜、鹹口味則可依各人喜好選擇，不但能消暑退火，還可以養顏美容，是夏日極佳的美容聖品。

將綠豆煮粥也是好方法，常吃綠豆粥不但可以消渴，還能抑制飢餓、增加體力；與西米露同煮也是很清涼的點心。

蔬果小百科

綠豆爲一年生草本植物，花爲黃色，莢果呈圓柱形，外表有硬毛，種子呈綠色，味甘性涼，有助解毒、消暑及利尿。但由於綠豆性屬寒涼，脾胃虛寒者要慎服。

甘蔗

甘蔗含大量蔗糖及蛋白質、脂肪，多吃可增強體力、補充能量、健脾生津，最重要的是，它能降火氣、消暑及解渴。

夏日多吃甘蔗或喝甘蔗汁，有助於消除體內的暑氣。若已經中暑，則一日喝兩、三杯的甘蔗汁（一杯約五百c.c.），保證暑氣所帶來的不適感立即消失無蹤。

甘蔗的性質溫涼；對於悶熱引起的口乾舌燥，也能發揮作用；胃熱、食欲不振時，可將甘蔗二百五十克加雷公根三十克以水煎煮，早晚各服一次，效果不錯。

蔬果小百科

甘蔗爲多年生草本植物，蔗桿直立，呈圓柱形，粗壯有節，高可達二～四米，內有白色纖維，含有大量汁液，味香甜且非常可口，夏、秋、冬季均有收成上市。能生津、止渴，利尿、解暑；對妊娠期的嘔吐症狀、輕度水腫皆有療效；將甘蔗汁一杯加生薑少許服用，即可見效。

西瓜

汗流浹背、體熱昏眩時，來片多汁香甜的西瓜，保證馬上令你神清氣爽。

西瓜雖然也是屬於涼性水果，但卻沒有椰子寒冷，所以擔心吃椰子使身體過涼的人，不妨喝西瓜汁或吃西瓜，也能收消暑祛熱之效；而不僅西瓜的果肉有效，就連西瓜皮也有相同的功效。

夏日因中暑而頭暈、全身痠軟無力、乾渴作嘔時，趕緊喝兩杯新鮮的西瓜汁，幾次之後便可見效。

西瓜有降火氣的功用，若因火氣大而口乾舌燥，胃熱口苦，每天吃一～二次西瓜，每次約五百～一千克，即可消除上述的症狀；即使沒有上述症狀，多吃些西瓜也有預防的功效。

蔬果小百科

西瓜爲一年生蔓生草本植物。果實呈球形或長橢圓形。表皮光滑，有深綠色波狀紋，瓜內果肉有紅、黃等色。味甜多汁，種子呈深棕或黑色。西瓜皮及果肉都能清熱消暑、解渴利尿；西瓜子則具滋補功效，有潤腸的作用。此外，西瓜皮對患有高血壓及糖尿病的人，有很好的療效，可將西瓜皮三十克，分別與鉤藤三十克及冬瓜皮三十克，以水煎煮，代茶飲用，效果十分顯著。

補血強身妙方(一)

身為女人，煩惱真是特別多，但這些問題說大不大，如果看醫生則又嫌麻煩，置之不理，又會帶來許多煩惱；像我在每次「好朋友」來的前後，總會發生貧血的現象，每當坐著或蹲下後猛然站立，就眼冒金星，一陣昏眩；此外，在經期間，還會產生腹部疼痛，有時甚至痛得連事情都不能做，不知道這些問題是否能靠飲食來改善？

健康DIY

每個女人或多或少都會遭遇身體上的煩惱，像貧血、身體虛寒而引起月經不順，經期間引起的腹部疼痛等，甚至有些人會在月經來之前，產生所謂的「經前症候群」，如情緒不穩、食欲不振、態度沮喪等毛病。

一般說來，只要問題不嚴重，都可以靠著飲食療法來使症狀獲得良好的改善，在瓜果蔬菜中，就有不少具補血、暖身及活血的功能，常患上述症狀的朋友們，平時不妨多吃些有療效的蔬果，好讓自己能安然地度過這段「煩惱期」。

但若是情況很嚴重，像疼痛過於劇烈、經期過長、經血過多或發生血崩，就必須馬上到醫院找醫生檢查，找出原因，千萬不可掉以輕心。

現在就爲大家介紹一些有補血強身功能的蔬果：

菠菜

在卡通影片裏，大力水手的祕密武器就是菠菜，只要菠菜一下肚，卜派就立刻精神抖擻，氣力萬千，菠菜果眞有如此的「神功」嗎？

其實，這只是用來鼓勵小朋友們多吃蔬菜的方法。但菠菜富含鐵及鈣質，對預防及治療貧血症有良好的效果。女性常因月經、生產，或是爲了保持身材苗條而節食等情況，形成缺鐵性的貧血症狀；此時，若食用菠菜，就能補充身體所缺乏的鐵質，使情況獲得改善；而且由於鐵質並不容易吸收，如果能與維生素C一起食用，就能增加鐵的吸收率；菠菜中亦含有豐富的維生素C，所以它可說是缺鐵性貧血的患者最理想的蔬菜選擇。

烹調菠菜的方法，無論是煎、煮、炒或煮湯都別有一番風味，但要注意的是，有些人喜歡將菠菜與豆腐一起烹調，這是錯誤的，因爲菠菜中的草酸易與豆腐中的鈣質產生作用，形成一種對身體有害的「草酸鈣」，所以最好要避免這種吃法。此外，烹煮時也要切記勿加熱過火，以免造成營養流失。

蔬果小百科

菠菜是藜科的越年生植物，莖葉柔軟滑嫩，上市期自每年十一月至翌年四月。菠菜的營養價值很高，含有豐富的維生素A、B、C和鐵、鈣質，還有葉酸及鉀質，有「綠色蔬菜之王」的美譽。除能治療貧血外，還有防治感冒的功效；對治便祕、利小便也有功用，療效很廣。

毛豆

毛豆即未成熟的大豆，營養成分與大豆相仿，含豐富的維生素及礦物質，對身體非常有益處，是日本人相當重視的「健康食品」。

毛豆所含的營養成分，能維持血管的正常功能，從豆仁中提取出的卵磷脂更可增進人體正常的凝血作用，對於防治缺鐵性貧血十分有效。

毛豆可用鹽水煎煮，食用時剝出豆仁，不僅美味且易消化；亦可將豆仁與肉末、雪裏紅搭配烹調即是一道營養豐富且易於下飯的菜餚。

蔬果小百科

毛豆是未成熟的大豆，又名「枝豆」，爲豆科一年生植物。成熟期在每年七～八月，選購時應盡量挑選頭莢呈深綠色的毛頭，因爲如果莢已成黃色，就表示已經過熟，豆質會變硬。毛豆是營養價值很高的優良食品，所含的特殊成分能降低膽固醇，並且能促進膽固醇的代謝、減少膽固醇的囤積，達到保護心臟健康的作用。此外，還能促進生長、增進食欲，防治貧血，是一種不可多得的食物。

荔枝

在生理期時會有下肢疼痛、腹痛的女性朋友，不妨多吃荔枝，即能解決這些令你頭痛的毛病。

荔枝性屬溫熱，能夠活絡血脈、補血，對經期中的氣血不順及阻滯情況能有改善，並且還有止痛的功能。若腹部疼痛時食用，則能使妳感到血氣順暢，疼痛也能減輕，但一次最好不要食用超過半斤。

生理期時若有出血過量的情況，亦可將荔枝連皮搗碎，加水一起煮成湯汁服用，可以有很好的補血功效。若已過了荔枝盛產的季節，那麼就到市場上買些荔枝乾回來，煎煮成茶湯飲用，或是煮成荔枝粥，可收同樣的效果。

蔬果小百科

荔枝爲小喬木，果實呈卵球形，夏季爲成熟期。含豐富的蔗糖、葡萄糖、蛋白質、脂肪和維生素C，性屬溫熱，能補血、強身及止痛。對病後體虛者有恢復體力的功效；脾虛及久瀉不止者，也應多吃荔枝。荔枝核則對胃寒腹痛有效，將核三十克打碎，加生薑或陳皮六克，以水煎服即可收效。

補血強身妙方(二)

小妹最近剛生產完，正值做月子期間，連日來不是吃雞就是吃豬肝、腰花……現在她只要看到這些東西就反胃，直嚷嚷著要換些清爽的口味，這可把大夥給難倒了，不知道該買些什麼水果給她吃最好？既能夠幫助她恢復體力，又能補血、收斂傷口及止痛？

健康DIY

生產完的婦女，最易氣虛體弱，而且由於生產致使血液流失不少，因此產後最需要的就是吃些補血強身的食品，來幫助恢復體力、收斂傷口及止痛。水果中，龍眼、葡萄最有療效；另外，曬乾的紅棗乾也很有功效。

龍眼

龍眼是最適合生產完後的婦女吃的水果之一。因爲它對正值做月子期的調養多有裨益。

龍眼的屬性溫熱，可以補充生產時流失的血液，還能使體力盡速恢復，強健虛弱的身體。如有食欲不振的情況，每天吃些龍眼（一次不要超過半斤），即可獲得改善。

同時，龍眼還有收斂及止痛的功效，使產後婦女的傷口疼痛減輕。此外，若是有心悸、情緒不安穩的狀況，龍眼也能安定神經、補充元氣。

如果精神、體力方面都非常虛弱，不妨試試將龍眼肉或龍眼乾來燉煮牛肉湯，這是一道非常滋補的療方，值得一試。

若買不到新鮮的龍眼，也可以買市面上販售的龍眼乾（即桂圓乾）來取代，將之加水煮成湯或粥，一樣有效。

蔬果小百科

龍眼屬常綠喬木，高度可達十公尺以上。果實呈圓球形，皮硬、呈黃褐色，果肉呈半透明白色，甜香多汁，夏季爲成熟期。龍眼性溫熱，可補脾養血，提振精神；治療神經衰弱、健忘、久病後體虛等症。對孕婦生產前後尤爲適合，能補充體力及治貧血。龍眼核也與荔枝核一樣，能入藥，主止氣與鎮痛。

葡萄

葡萄是營養價值很高的水果，大病初癒者或是剛生產完的婦女，都很適合多吃葡萄，對身體絕對有益處。

因爲葡萄能滋補元氣，當氣虛體弱之際，多吃能增強體力、幫助血液循環，也能使胃口不佳、食欲不振的情況獲得改善。婦女多吃葡萄，能活絡血脈，達到補血的功效；所以除了產後婦女該多吃外，平常經期來時，也可以多吃葡萄或喝新鮮葡萄汁。

除了新鮮葡萄之外，也可以買葡萄乾來吃，它的營養也極爲豐富，若身體虛弱，或患有貧血症，每天可吃數十粒，可達到補血補氣的功效。

蔬果小百科

葡萄爲木質藤本植物。果實呈圓球形或呈長圓球形，成串聚生，表面光滑，成熟時成紫黑色或暗紅色，果皮薄，果肉肉質多汁，味酸甜，內有種子，夏末秋初爲成熟期。對於補充元氣、恢復身體體力特別有效；懷孕中的婦女若有胎動不安的情況，亦可用葡萄乾加紅棗，以水煎服，有安胎作用。

紅棗

紅棗是非常好的止血、補血療方，所以非常適合產後婦女食用；紅棗對出血過多造成的體虛氣弱，也很有效。

用於產後補養，可用紅棗三十克、雞蛋一個、生薑四片、紅糖三十克，加水煎煮服用，每天一次，連服十五~三十天。若是體虛得厲害，亦可每晚再吃些鮮棗或紅棗三十克，長期服用，即可見效。

女性一般在生理期時，若出血量過多，則可取紅棗半斤，加水熬煮成茶湯飲用，出血量即會恢復正常，頗有療效。此外，對於脾胃虛弱引起胃寒腹痛、腹瀉者，也可多吃紅棗，將紅棗、淮山各三十克、生薑兩片，加水煮爛服用，每日一次，連服十天即見療效。

紅棗除煎成茶湯外，亦可煮紅棗粥，粥中可依各人喜好加些龍眼肉，經常服用能治療貧血，是一項不錯的補品。

蔬果小百科

紅棗是將鮮棗晒乾製成；將鮮果置於陽光下晒乾，顏色會逐漸深紅，又稱爲大棗。

棗爲落葉小喬木，高可達十米。果實呈長圓形，夏秋爲成熟期。果熟時呈黃色或深紅色，果肉呈黃白色，香甜多汁，內有硬核。棗爲滋補性水果，能補血、補氣、健脾、鎮靜安神。除製成紅棗外，亦可製成黑棗及大棗膏，都有很好的療效。

健康蔬果汁製作

根據研究，人類應該是屬於「果」食者，這可以從解剖學的角度得知，人類的顎較弱、齒短、手也無爪……怎麼看也不像是「肉食性」動物。但是人類用智慧征服了世界，肉食對我們來說一點也不是難事，可是我們也因此發現了一個事實：肉食使人的身體加速成熟、容易早死。像以肉類及脂肪爲主食的愛斯基摩人，平均壽命只有二十七歲半，而在喜馬拉雅山上，一個以蔬果爲主食的小國國民，他們活到一百多歲也還未出現老態，據說九十歲的老婆婆看起來只有四十多歲而已。

當然，在此並非鼓勵大家一定要選用素食；其實，最好的方式，便是在我們的飲食中增加果蔬的分量，而且生食又要比熟食更好；也許有許多人對蔬菜生食並不習慣，要解決這層顧忌，試試將蔬菜、水果一起榨成汁來飲用。

瓜果蔬菜的療效與營養，我們在前面章節已經敘述很多，在此不再重複；以下要爲大家介紹有特殊療效功能的健康蔬果汁，常喝它們，保證健康快樂必定常與你相隨。

◎治療高血壓、動脈硬化、心臟病蔬果汁

橘子汁

做法：把豆漿、蜂蜜各一小杯，放入果汁機中，充分地攪拌混合後，放入兩、三塊冰塊，再攪拌一次。橘子去皮、去種子（若不去除會有苦味），放入果汁機，再攪拌二十至三十秒，注意千萬不要過度攪拌，這樣可以保持部分果粒，增加口感。

療效：可治療高血壓、肩膀痠痛，老年人不妨多多飲用。這種酸甜適中的果汁也兼具美容效果，很適合女士們飲用。

柿子汁

做法：挑選果肉成熟而柔軟的柿子，剝皮後，去掉蒂及種子，切成拇指大小的塊狀備用。把豆漿和蜂蜜放入果汁機中，攪拌約二十秒。掀開蓋子，放入數塊冰塊，攪拌至冰塊融化；再將切好的柿子放入攪拌約五十秒。

療效：柿子含有豐富的維生素C及葉黃素，對有高血壓、低血壓和容易頭疼的人頗有益處。

甜香瓜、蘋果綜合汁

做法：香瓜削皮、切成兩半，挖去種子，再切成片狀；蘋果除去果核，同樣也是切成片狀。蘋果含有豐富的營養，若未上蠟，則可依個人的喜好決定是否削皮。將蘋果和香瓜分別放入果菜機，用壓棒榨汁。於玻璃杯內放入數塊冰塊，再倒入果汁，也可加少許檸檬汁來增加香味。

療效：對胃腸病、腎臟病、高血壓、低血壓、心臟病均有療效，對美容也有不錯的效果。

洋梨、通草、蘋果綜合汁

做法：洋梨和蘋果去核，切塊後，放入果菜機中，用壓棒榨汁；通草去皮，切成指頭大小，放入果汁機中，同時加入洋梨及蘋果汁，一起攪拌約三十秒。玻璃杯中先放好冰塊，將綜合果汁倒入杯中，可加入少許的檸檬汁。

療效：對高血壓、動脈硬化及便秘均有很好的療效。

紅蘿蔔、橘子綜合汁

做法：紅蘿蔔切成可放入果菜機的條狀；橘子去皮、種子及內膜。把紅蘿蔔

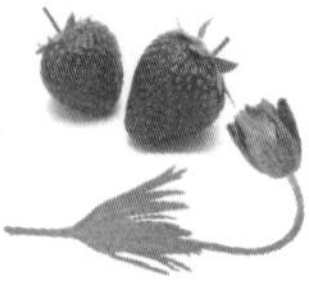

及橘子分別放入果菜機中，使用壓棒榨汁。玻璃杯中放入數粒冰塊，再倒入果汁，也可加入少許的檸檬汁。

療效：可治療高血壓、動脈硬化、心臟病。

草莓、土當歸、文旦綜合汁

做法：草莓去蒂；土當歸切成能放入果菜機的大小；文旦可連皮切片，增加果汁的香氣。將草莓、土當歸、文旦依序放入果菜機，使用壓棒榨汁。完成後倒入杯中，可加入數滴的檸檬汁。

療效：高血壓、心臟病、便祕的患者可時常飲用，即使無疾病的健康人，常常飲用也可養顏美容、預防感冒。

草莓、香菜、木瓜綜合汁

做法：草莓去蒂，放入果菜機榨汁；木瓜切成兩半，用湯匙挖去種子。將木瓜切成能放入果菜機的大小，然後用香菜包起來，放入榨汁機榨成汁液。檸檬橫切成三片，使用擠壓器榨汁。將以上三種果汁倒入容器中攪和均勻。

療效：可治療高血壓、低血壓、過敏症、肝病、心臟病、腎臟病，且對消除疲勞也有很好的效果。

檸檬、小包心菜、春菊、橘子綜合汁

做法：檸檬連皮切成三片，連皮的檸檬味道有些苦，但可增加香氣，也較有營養；橘子去皮、種子及內膜。將檸檬、橘子放入果菜機中榨汁後取出；接著把春菊和包心菜放入果菜機中榨汁，再將其混合均勻即可。

療效：包心菜含有許多維生素及礦物質，對高血壓、腎臟病、過敏症有顯著的療效。此外，多飲用可使皮膚白嫩細緻。

檸檬、青椒、蘿蔔、葡萄柚綜合果汁

做法：檸檬切成三片，使用檸檬擠壓器擠出檸檬汁；葡萄柚去皮、種子及內膜後，切成數片；蘿蔔與青椒切成塊狀，以便放入果菜機。將葡萄柚、青椒及蘿蔔放入果菜機中，用壓棒榨汁，然後倒入玻璃杯，再加入冰塊及剛才已榨好的檸檬汁。攪拌均勻後，即可飲用。

療效：對高血壓及腎臟病的患者頗有益處，常飲也可使皮膚細嫩。

檸檬、菠菜、葡萄柚綜合果汁

做法：檸檬洗乾淨，皮不要去除，一起橫切成三片；葡萄柚剝皮，並去其內膜及種子，再將菠菜洗淨備用。先將檸檬放入果菜機中榨汁，接著用菠菜包裹葡萄柚後捲起，再塞入果菜機中，慢慢用壓棒榨汁。然後一起倒入放有冰塊的玻璃杯中。

療效：除治療高血壓外，還可補血，去除黑斑、雀斑，使皮膚細嫩，所以很適合女士們飲用。

◎治療糖尿病蔬果汁

番茄汁

做法：番茄切成塊，番茄皮可依個人喜好再決定是否去除，若要去皮，可淋熱開水於皮上，即可輕鬆將皮剝下。加一杯水或豆漿與適量的食鹽及兩、三塊冰塊於果汁機中，一起攪拌至冰塊融化。放入番茄，再攪拌約四十秒之後，用過濾網濾去果渣，再加入數滴檸檬汁以增加其風味，如此就可做出一杯新鮮純正的番茄汁了。番茄汁製作完成後，最好能盡速飲用，以免變味。

療效：番茄含有豐富的葉黃素及維生素C，對糖尿病、高血壓、心臟病、腎臟病、胃腸病患者特別有益。

包心菜、草莓綜合汁

做法：草莓洗乾淨去蒂備用，接著將包心菜也洗乾淨，把葉子一片一片剝下，再捲成筒狀，也可用包心菜葉捲起草莓成筒狀，然後將草莓、包心菜放入果菜機中，用壓棒榨汁。把榨好的果汁倒入杯中，加入少許檸檬汁。檸檬汁可用檸檬擠壓器榨取，與果菜汁混合飲用會更加可口。

療效：對糖尿病、高血壓、心臟病有療效，身體過胖者可以多喝，以預防以上疾病。

蘋果、油菜、檸檬綜合汁

做法：選擇不會太大且果肉柔軟的蘋果去除果核，切成能放入果菜機的片狀；油菜洗淨後，揉成一團，以方便塞入果菜機；檸檬連皮切成三片。將檸檬連皮放入果菜機中榨汁，然後依序放入蘋果和揉成團的油菜，使用壓棒榨汁。最後一起倒入放了冰塊的杯中攪拌均勻。如果想要調味，最好加些食鹽於其中。

療效：油菜含有豐富的維生素C、葉綠素、鈣，可治療高血壓、低血壓、糖尿病、胃腸病及腎臟病，對容易過敏的人也很有幫助。

蘋果、芋頭莖、檸檬綜合汁

做法：挑選容易折斷的新鮮芋頭莖，削去外表的皮；蘋果去掉果核，再切成能夠放入果菜機的大小；檸檬連皮切成三片，然後放入果菜機，用壓棒榨汁；芋頭莖可切短或折彎後再放入果菜機。最後將果汁倒入杯中，加入幾塊冰塊，若要調味，最好是使用食鹽的鹹味，效果較佳。

療效：芋頭莖鈣的含量高，對糖尿病、高血壓、腎臟病、肝臟病、便祕、肩膀痠痛都有改善的功效。

蘋果、芹菜、檸檬綜合汁

做法：蘋果去果核，切成能放入果菜機的大小；檸檬連皮切成三片，放入果菜機中，用壓棒榨汁；芹菜洗乾淨，折彎後放入果菜機榨汁，接著再放入蘋果榨汁。玻璃杯中先放好冰塊，再倒入果汁，並攪拌均勻。

療效：芹菜有一種獨特的風味，與蘋果配合正是恰到好處；且芹菜含有豐富的鈣及葉綠素，對糖尿病、心臟病、高血壓、腎臟病均有很好的療效。

◎整腸蔬果汁

蘋果汁

做法：蘋果削皮去掉果核，切成能放入果汁機的大小，蘋果切開後因酵素的作用，會變成難看的鐵鏽色，要防止這種情形發生，可以在切開面塗抹食鹽水即可。果汁機中先放入水（也可以放豆漿，這樣做出的果汁味道就會較濃）、蜂蜜及數塊冰塊，開動果汁機攪拌到冰塊融化，接著再放入蘋果，攪拌約五十秒後，即可倒入杯中飲用。蘋果汁很容易變色，所以一定要加入冰塊，於製作完成後盡快飲用。

療效：蘋果能健胃整腸，對胃腸不好、食欲不振、便祕等症狀，非常有效果，西方有一句俗諺：「天天吃蘋果，醫生丟飯碗。」

李子汁

做法：李子切成兩半，挖掉其果核，再剝去果皮。先用果汁機攪拌豆漿及蜂蜜十至二十秒，再加入冰塊攪拌約十秒，接著放入處理過的李子，繼續攪拌約四十秒。最後將果汁倒入杯中，可加少許檸檬汁增加風味。

療效：李子含有豐富的果膠，最近很容易買到的大型加州李，更是有著獨特的香味。李子汁對胃腸病患者很有幫助，同時也有消除疲勞、美膚的效果。

木瓜汁

做法：木瓜縱切成兩半，去掉黑色的果粒，切成小塊。牛奶倒入果汁機中，加蜂蜜，攪拌十秒，喜淡味者，可再加些水攪拌十秒左右。將切好的木瓜全部放入果汁機中，攪拌約三十秒。把完成的果汁倒入玻璃杯中，再加少許的檸檬汁即可。

療效：木瓜味甜，很適合打成果汁，尤其是與牛奶混合成木瓜牛奶，更是夏季的最愛飲料。木瓜含豐富維生素C及葉黃素，可治療胃腸病、腎臟病並兼具消除疲勞及美容的效果。

蘋果、茼蒿、鳳梨綜合汁

做法：蘋果削皮去掉果核，切成能夠放入果菜機的大小；鳳梨同樣去皮切成塊狀；選擇早春莖矮、柔軟而根壯的茼蒿，將其折彎，放入果菜機中用壓棒榨汁。蘋果與鳳梨也放入果菜機中，用壓棒榨汁。把果汁倒入杯中，攪拌均勻，可加少許檸檬汁，以增加風味。

療效：對胃腸病患者有很大的功效。

蘋果、大頭菜、檸檬綜合汁

做法：將蘋果削皮去果核；檸檬連皮切成三片；大頭菜切除葉子，也可以保留葉子，一起榨汁。把蘋果、檸檬、大頭菜分別放到果菜機中榨汁，完成後倒入杯中飲用。若要調味，則最好加入食鹽調成鹹味較為適宜。

療效：這種綜合果菜汁有整腸作用，能治療便祕、下痢、胃腸病，胃腸不好的人不妨多喝。

◎治療青春痘、面皰蔬果汁

包心菜、橘子綜合汁

做法：橘子剝皮去掉種子和內膜，若除不乾淨則會有苦味；包心菜洗乾淨，將菜葉一片片剝下，然後捲起來，以便放入果菜機中榨汁，也可以將橘子包在包心菜中捲成筒狀。把包心菜和橘子放入果菜機中，用壓棒榨汁，然後倒在玻璃杯中，再加少許檸檬汁，即可完成。

療效：這種綜合果汁有美容功效，可治療面皰和青春痘，對高血壓、胃腸病也頗有療效，很適合一家大小飲用。

草莓、大頭菜、鳳梨綜合汁

做法：草莓洗乾淨，去掉綠色的蒂；鳳梨則將果肉切成能夠放入果菜機的大小；大頭菜去掉葉子，保留葉子也無妨。將草莓、鳳梨、大頭菜放入果菜機中用壓棒榨汁，然後倒入杯中。檸檬用檸檬擠壓器榨汁後加入杯中，攪拌均勻即可。

療效：青少年常爲了臉上的青春痘及面皰而煩惱，這綜合果菜汁不但味美，也有治療面皰的功效。

草莓、紫蘇、文旦柚綜合汁

做法：草莓洗乾淨，去除上面的蒂；文旦柚連皮切成數片，以能放進果菜機中爲原則。將草莓和文旦柚放入果菜機中榨汁，將數片紫蘇葉重疊捲起放入果菜機中榨汁。最後倒入杯中，滴入檸檬汁。

療效：紫蘇含有維生素B_2、尼古丁酸，除了治療面皰青春痘。對高血壓、糖尿病的患者也有益處。

檸檬、蒲公英、葡萄綜合汁

做法：檸檬連皮橫切成三片；葡萄柚剝皮，去除有苦澀味的內膜及種子；挑選幼嫩的蒲公英葉洗乾淨。把檸檬連皮放入果菜機中用壓棒榨汁，葡萄柚也同樣地放入榨汁，蒲公英則將數片葉子折彎，一起放入果菜機中榨汁。

療效：這種果菜汁因含有蒲公英，故有特別的風味，同時有治療面皰青春痘的功效，喜歡新奇講究個性的青少年不妨試試。

檸檬、結球萵苣、草莓綜合汁

做法：檸檬連皮切成三片；草莓去蒂，洗乾淨；把結球萵苣的葉子一片片剝下，清洗乾淨。檸檬和草莓直接放入果菜機中，用壓棒榨汁，結球萵苣則將葉子捲起後，再放入果菜機中榨汁。

療效：結球萵苣通常用來製作沙拉，含豐富的維生素和礦物質，榨成果菜汁後非常爽口，可治療面皰及青春痘，對高血壓、糖尿病也有治療功效。

◎提振精神蔬果汁

葡萄汁

做法：將洗乾淨的葡萄一粒粒自枝上摘下，耐心剝去外皮，將果肉盛於盤中。把水（或豆漿）、蜂蜜及冰塊放入果汁機中攪拌約二十秒，等冰塊溶化後，再放入處理過的葡萄，攪拌約三十秒。葡萄因去子較麻煩，所以在打汁後必須再以濾網濾去種子，但若採用無子葡萄就方便多了。

療效：可恢復精神，也能治療貧血及腎臟病。

香蕉汁

做法：剝去香蕉皮，切成塊狀。先將牛奶、蜂蜜放入果汁機中攪拌，加入兩、三塊冰塊，再攪拌。香蕉放入果汁機，攪拌約三十秒，最後加入幾滴檸檬汁，可防止果汁變色。

療效：常常飲用可治療慢性疲勞及食欲不振。

葡萄、香瓜、香蕉綜合汁

做法：將葡萄洗淨；香蕉去皮剝成塊狀；將香瓜切成能放入果菜機的大小。用果菜機榨葡萄與香瓜，再將打好的果菜汁放入果汁機，加入香蕉，榨約四十秒。最後將做好的果菜汁加些檸檬汁即成。

療效：如果覺得汁液太乾，可在榨汁的過程中加些冰塊。平常多喝可以提振精神，並治療食欲不振。

椪柑汁

做法：椪柑橫切成兩半，跟擠檸檬一樣擠壓椪柑，使之出汁。用果汁機攪拌豆漿及蜂蜜，如無果汁機用湯匙或筷子也可以，只要能使其混合均勻即可。把拌好的豆漿倒入玻璃杯中，加幾塊冰塊，再倒入榨好的椪柑汁，然後再攪拌均勻。

療效：椪柑甜味高，含有豐富的維生素和葉黃素，且氣味芬芳，但不宜保存太久。時常飲用除可消除疲勞，預防感冒，還兼具美容功效。

草莓、紅蘿蔔、芒果綜合汁

做法：將草莓去蒂；紅蘿蔔切成能放入果菜機大小的塊狀；芒果剝皮，並用湯匙挖取果肉。草莓和紅蘿蔔直接放入果菜機中，芒果則用蘿蔔葉包起，再放入果菜機中用壓棒榨汁。

療效：這種果汁易於入口，可以給不愛吃紅蘿蔔的小孩試試，以改變其飲食習慣。同時可以增強體力，治療過敏症。

草莓、柿葉、芒果、文旦柚綜合汁

做法：草莓洗乾淨去蒂；文旦柚連皮切成能夠放入果菜機的大小數塊；芒果去皮，用湯匙挖取果肉；挑選幼嫩的柿葉數張，洗淨後備用。草莓和文旦柚直接放入果菜機用壓棒榨汁，芒果塊則用柿葉包起來後，再放入果菜機中榨汁。

療效：可治療食欲不振，也可以美容皮膚，對青春痘、皮膚粗糙、過敏等，都有療效。

草莓、菠菜、木瓜、柚子綜合汁

做法：草莓洗乾淨去蒂；木瓜切成兩半，用湯匙挖取果肉；柚子剝開，去除內膜及種子。草莓直接放入果菜機中榨汁，柚子與木瓜則用菠菜包起來後，再放入果菜機用壓棒緩緩榨汁。

療效：可以消除疲勞、增進食欲，對牙齦化膿也有治療功效。

葡萄、荷蘭芹、鳳梨綜合汁

做法：葡萄去皮，放在盤中備用；荷蘭芹則將葉及莖分開，莖切成能夠放入果菜機的長度；鳳梨也切成適中的大小塊。把葡萄用荷蘭芹的葉包起後，再放入果菜機中榨汁。然後加入荷蘭芹的莖和鳳梨塊榨汁。最後倒入已放有冰塊的玻璃杯中，加數滴檸檬汁即可飲用。

療效：多喝可恢復體力、增進食欲，並可治療便祕及口角炎。

國家圖書館出版品預行編目資料

天然的最好／沈 玲編著
－－第一版－－ 台北市：知青頻道出版；
紅螞蟻圖書發行，2008.06
面　　公分.－－（健康 IQ；23）
ISBN 978-986-6643-17-0 (平裝)

1.芳香療法
418.995　　　　97006068

健康 IQ 23
天然的最好
編　　著／沈 玲
美術構成／林美琪
校　　對／周英嬌、楊安妮
發 行 人／賴秀珍
榮譽總監／張錦基
總 編 輯／何南輝
出　　版／知青頻道出版有限公司
發　　行／紅螞蟻圖書有限公司
地　　址／台北市內湖區舊宗路二段121巷28號4F
網　　站／www.e-redant.com
郵撥帳號／1604621-1　紅螞蟻圖書有限公司
電　　話／(02)2795-3656（代表號）
傳　　眞／(02)2795-4100
登 記 證／局版北市業字第796號
數位閱聽／www.onlinebook.com
港澳總經銷／和平圖書有限公司
地　　址／香港柴灣嘉業街12號百樂門大廈17F
電　　話／(852)2804-6687
新馬總經銷／諾文文化事業私人有限公司
新 加 坡／TEL:(65)6462-6141　FAX:(65)6469-4043
馬來西亞／TEL:(603)9179-6333　FAX:(603)9179-6060
法律顧問／許晏賓律師
印 刷 廠／鴻運彩色印刷有限公司
出版日期／2008年 6 月　第一版第一刷

定價 220 元　港幣 73 元

ISBN 978-986-6643-17-0　　Printed in Taiwan